JN284934

Dr.菊池の金属アレルギー診察室

慶新会菊池皮膚科医院
理事長・医学博士
菊池 新 著

東京堂出版

Dr.菊池の
金属アレルギー診察室

まえがき――頑固なかゆみは金属アレルギーを疑え！

あなたはなぜ、この本を手に取ったのだろう？　もしかして自分が「金属アレルギー」かもしれないと疑っているから？

ちょっと信じられないかもしれないが、日本には今「金属アレルギー」があふれている。最近の若者の間では「金アレ」なんて言葉もできてしまったぐらい。さらに困ったことには、これを診断すべき皮膚科医や歯科医のほとんどが、そのことに気づいていないのだ。

月間100例近くの金属アレルギーの初診患者を診ている僕はこう言いたい、「原因不明のかゆみがあったら、まず金属アレルギーを疑え！」と。

まずは、次ページのフローチャートを試してみてほしい。そして、少しでも金属アレルギーが疑われたら、ぜひ本書を読んで解決への糸口をつかんでほしい。

２０１２年３月

菊池　新

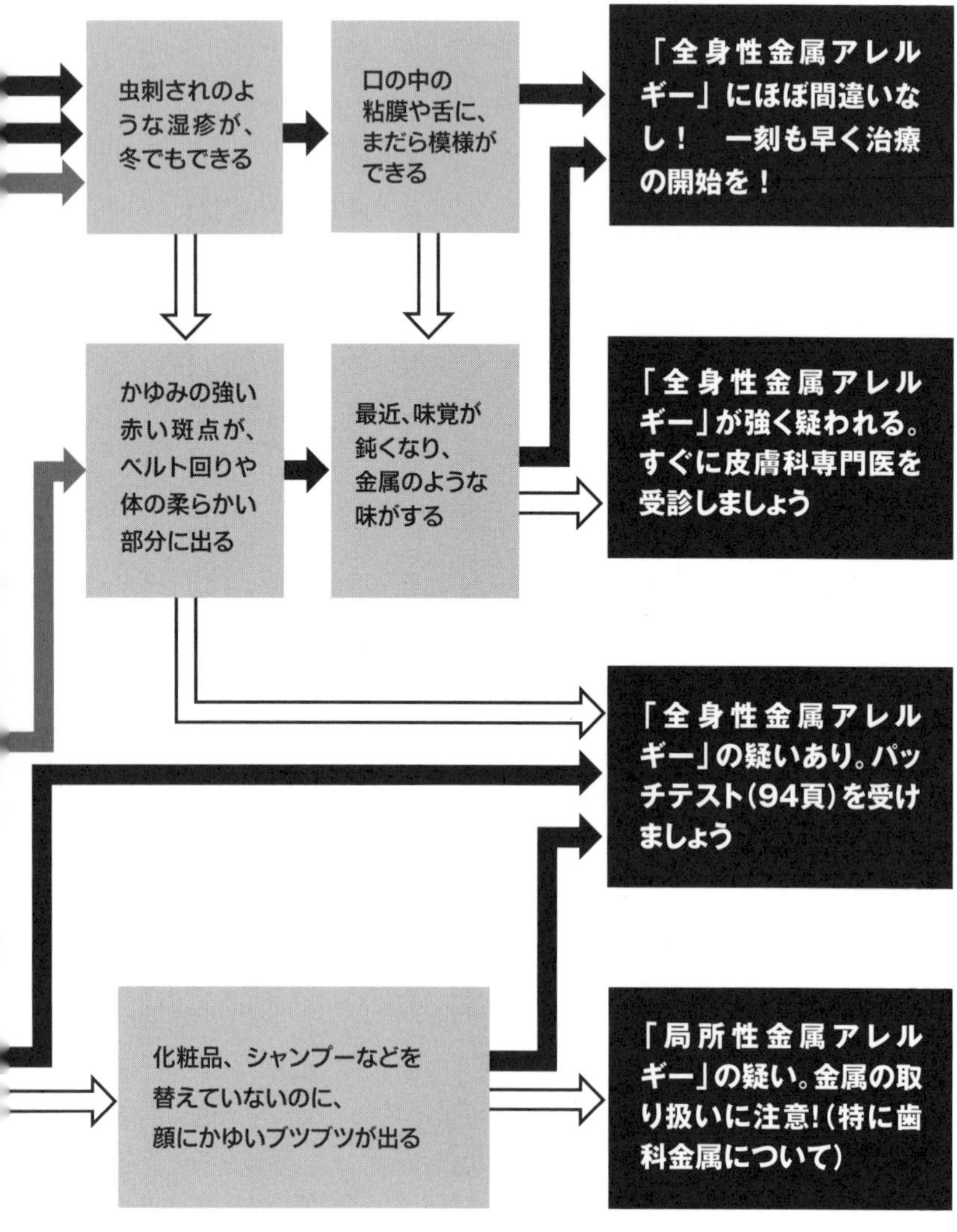

虫刺されのような湿疹が、冬でもできる
口の中の粘膜や舌に、まだら模様ができる
「全身性金属アレルギー」にほぼ間違いなし！　一刻も早く治療の開始を！
かゆみの強い赤い斑点が、ベルト回りや体の柔らかい部分に出る
最近、味覚が鈍くなり、金属のような味がする
「全身性金属アレルギー」が強く疑われる。すぐに皮膚科専門医を受診しましょう
「全身性金属アレルギー」の疑いあり。パッチテスト(94頁)を受けましょう
化粧品、シャンプーなどを替えていないのに、顔にかゆいブツブツが出る
「局所性金属アレルギー」の疑い。金属の取り扱いに注意!(特に歯科金属について)

フローチャート **あなたの金属アレルギー度チェック**

➡ はい
⇨ いいえ

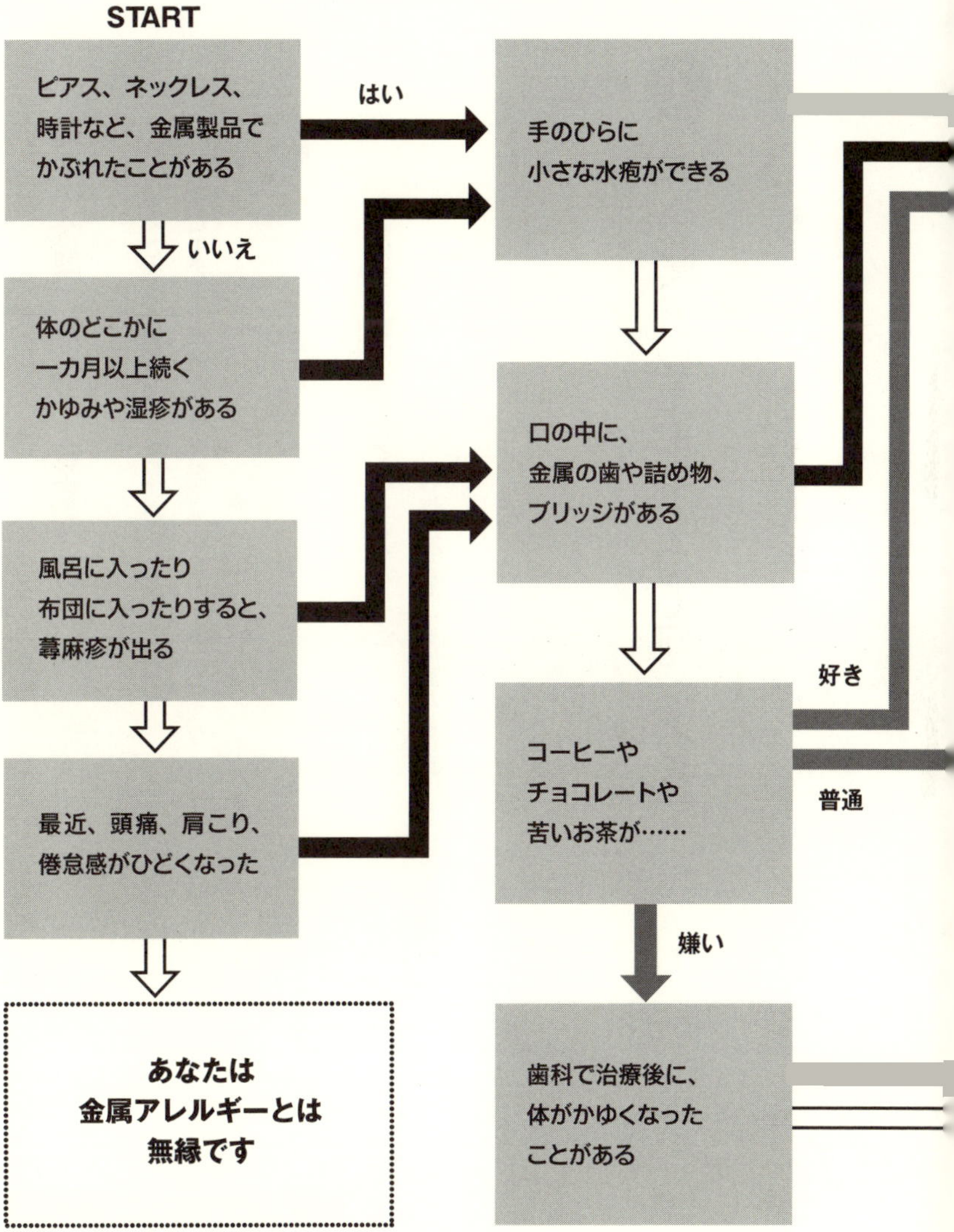

START
ピアス、ネックレス、
時計など、金属製品で
かぶれたことがある
はい
いいえ
体のどこかに
一カ月以上続く
かゆみや湿疹がある
風呂に入ったり
布団に入ったりすると、
蕁麻疹が出る
最近、頭痛、肩こり、
倦怠感がひどくなった
あなたは
金属アレルギーとは
無縁です
手のひらに
小さな水疱ができる
口の中に、
金属の歯や詰め物、
ブリッジがある
コーヒーや
チョコレートや
苦いお茶が……
好き
普通
嫌い
歯科で治療後に、
体がかゆくなった
ことがある

Dr.菊池の金属アレルギー診察室●目次

なぜ最近になって増えたのか？

どんな金属が関係するのか？

第4章

「検査」と「治療方法」を知っておこう

第5章 金属アレルギー診察室

第6章

FAQ――よく聞かれる質問に答える

イラスト　片山智恵
デザイン　吉﨑広明（ベルソグラフィック）
編　集　飯田みか

序章

◉化学物質に囲まれて暮らす現代社会

僕が皮膚科医になってから、あっという間に25年という月日が過ぎた、なんと四半世紀だ。僕が新人医師だった昭和の終わりには、「アレルギー」という言葉はこれほど巷にあふれてはいなかった。アトピー性皮膚炎や花粉症は、ごく特殊な家系の人だけに起きる遺伝病ぐらいに考えられていたものだ。だが瞬く間に時は流れ、あれから桜をわずか25回愛《め》でる間に、人々の暮らしも皮膚病の種類も驚くほど変わってきた。

さらに遡ること僕の幼少時代、東京は高度経済成長期の真っただ中、人々の暮らしは今よりもずっと活気にみなぎっていた。しかし便利さや物質面ではまだまだ未熟な時代だった。コンビニなどあろうはずもなく、ペットボトルのお茶の存在など想像だにできなかった。夏の昼下がりともなれば家々の台所から麦茶やかつお出汁を煮出す香りが鼻腔をくすぐる、素朴で素敵な時代だった。風呂のある一般家庭はまだまだ少なく、2、3日に一度銭湯で富士山の絵を見ながらちょっと垢の匂いのする湯船に浸かり、洗い場で垢を落とすため、みな手ぬぐいで一生懸命体を擦《こす》って洗っていた。石鹸は色も香りもなく泡立ちの少ない白の固形石鹸、でも腰かけや桶は木製でぬくもりがあった。

転じて現代の東京はどうだろう。インターネットは必需品となり、若者はもはや紙の辞書など使わない。街中にあるコンビニに行けば何だって売っている。デパートへ行かなくたって何の不自由もない。いつでも、おにぎりだってお菓子だって惣菜だって飲みものだって買うことができる。風呂はどこの家庭にもある。銭湯や温泉施設はコミュニケーションや憩いの場として、あえて利用している人のほうが多い。シャンプーも石鹸も液状ですぐに使えるワンプッシュ、泡立ちも汚れ落ちも格段に違う。

ただ、その便利さとともに、我々はいつも数多くの化学物質に囲まれて暮らしている。一時より規制が厳しくなったとはいえ、車や工場の出す排気ガスや窒素酸化物、ディーゼルエンジンの出す微粒子が充満した都会の空気、水質汚染のため消毒薬を多量に加えなければ飲めない水道水。

食べものの中にさえも、化学物質は満ちている。どこの店に行っても同じ味のするファミリーレストランのレトルト料理、すぐに出てくるけれど食べた後で薬品の味が舌に残るファストフード、添加物だらけのコンビニ弁当や惣菜、さまざまな種類の即席麺やカップ麺、スナック菓子やきれいな色の飲みものや食べもの……。便利さと引き換えに我々が失ったものがたくさんあることを、今さらながらじっくり考えたことがあるだろうか。

子どもたちのお腹の中から寄生虫がいなくなったのはとてもよかったけれど、アトピー性皮膚炎や花粉症が市民権を得、「アレルギー」という言葉は今さら詳しく説明を必要とするものではなくなった。さらに「金属アレルギー」という言葉が、今後ますます一般的になっていくことを憂いつつ、現在知りうる限りの「金属アレルギー」に関する情報をわかりやすく解説することが、この本に課せられた使命だと考える。

●38歳男性――手のひらに小水疱、舌にまだら模様、味覚にも異常

平成13年秋、東京のとある所。約1年前から口の粘膜が荒れ、舌には地図状のまだら模様が出てきた38歳の男性。熱いものを食べるとすぐに口内炎ができ、この頃は食べものの味もよくわからなくなってきた。食事の時にスプーンやフォークなどを口に入れたり、アルミ箔を間違って噛んだりすると、電気の流れるような不愉快な感覚もある。夏には両手のひらに小さい水疱《すいほう》が多発するようになり、とてもかゆい。

皮膚科医だった彼は、診察でも時々見かける金属アレルギーの初発症状である手の小水疱を思い浮かべ、もしや口の中の症状も歯科金属が原因ではないかと考え始めた。そこで彼は金属シリーズのパッチテストを自分自身で試してみた。するとどうだろう。パラジウム、イ

リジウムなど、歯科で頻用する金属の多くに強陽性を認めるではないか。

最近でこそしないものの、学生時代にはよく身に着けていたネックレスや指輪などで、かぶれたことは一度もない。まさか自分自身が金属アレルギーだなんてとても受け入れ難かったが、時折金属アレルギーの患者さんを紹介することもある友人の歯科医を訪れ、金属を全部除去してくれるよう依頼した。なんと当時、彼の口腔内には8本もの金属歯が入っていた。どれも勤務医時代に同僚の歯科医に入れてもらった、健康保険が適用される金銀パラジウム合金というやつだ。

右下と左上の奥歯の金属冠を外した頃から手の小水疱は出なくなり、その3カ月後には口腔内の症状が消え、味覚異常もすべて消え失せた。内心予想はしていたものの、劇的な改善に彼は愕然とした。

◉僕と金属アレルギーとの出合い

これは、僕が金属アレルギーに取り組もうと思ったきっかけになった症例。もうお気づきになった方もいるかもしれないが、これは10年前の僕自身だ。

金属アレルギーと言えば、それまで研修医時代からすべての湿疹やかゆみの原因の鑑別疾患（ある病気の診断を下すのに必ず区別しなければならない、類似の別の疾患）としてしばしば顔を出す、何やら正体不明の皮膚病という認識でしかなかった。たしか20年前に受けた日本皮膚科学会による第1回皮膚科専門医試験の口頭試問で、扁平苔癬《へんぺいたいせん》（手の甲や口腔粘膜にできる慢性湿疹の一種）の原因疾患を訊かれ、その一つとして答えたのはよく覚えているが……。また母校の大学病院で医局長をしていた頃、原因のよくわからない湿疹やかゆみの患者さんの鑑別疾患として、いつでも必ず思い浮かべるように、決して忘れないようにと研修医の先生たちを指導したものだが、それは漠然としたものであって、その時ほど強く金属アレルギーの存在を意識したことは正直言ってなかった。

こんなショッキングな事件があってから、僕は当院にかかっている原因のわからない難治性湿疹の患者さんのカルテをすべて調べ直してみた。外用のステロイドホルモンと抗ヒスタミン剤の内服だけでは抑えられない難治性の湿疹、かゆみ。セレスタミン®というステロイドホルモンと抗ヒスタミン剤の合剤の内服薬を間欠的に、もしくは継続的に飲まないと収まらない症例。

調べを進めるにつれて、僕はさらなる驚愕を覚えた。そう、これらのほとんどは金属アレルギーだったことに気づかされたのだ。当時の診療では、第1章で述べるような病型に分類できることもまだわかってはいなかったが、いろんなタイプの発疹で治りにくい患者さんは必ず100人に4、5人はいた。老若男女問わず、どの年齢層にも。

そこで僕はそれ以来、初診時に頑固なかゆみや湿疹のある患者さんでは必ず口腔内を観察し、記録する習慣をつけた。今やそのデータは1万件以上にも及ぶが、驚くべきことはそのような患者さんの9割近くに金属歯が見つかったことだ。また、アトピー性皮膚炎の患者さんに限って同様の統計をとってみても、その約4分の1の人が金属アレルギーを合併していたのだ。

時計や指輪、装飾品、化粧道具、薬や食べもの、お茶やコーヒー、食器や調理器具、排気ガスや煙草の煙、骨を固定するボルトや釘、その他の近代医療器具、そして歯科金属……、我々のまわりは金属だらけだ。しかも、これらに対してアレルギーを起こす患者さんは年々増えている。長く辛いかゆみに悩む患者さん、かゆみの原因がわからずに困っている患者さん、何とかこれを食い止めなければ。その時、この金属アレルギーという病気を世の中の多くの人々に知らしめることが僕の使命だと思った。

今現在でも、金属アレルギーは一般の人々にあまり認知されていない疾患だ。だからこそ、金属アレルギーの一番近くにいる皮膚科の先生、さらに歯医者さん、かゆみでやってくる患者さんを診察する内科の先生にも、もっと金属アレルギーを知っておいてもらいたい。もちろん医療行政に携わる政治家たち、それに厚生労働省の役人の方々にも。

それではどう対処すればいいのか？　これから一緒に考えていこう。

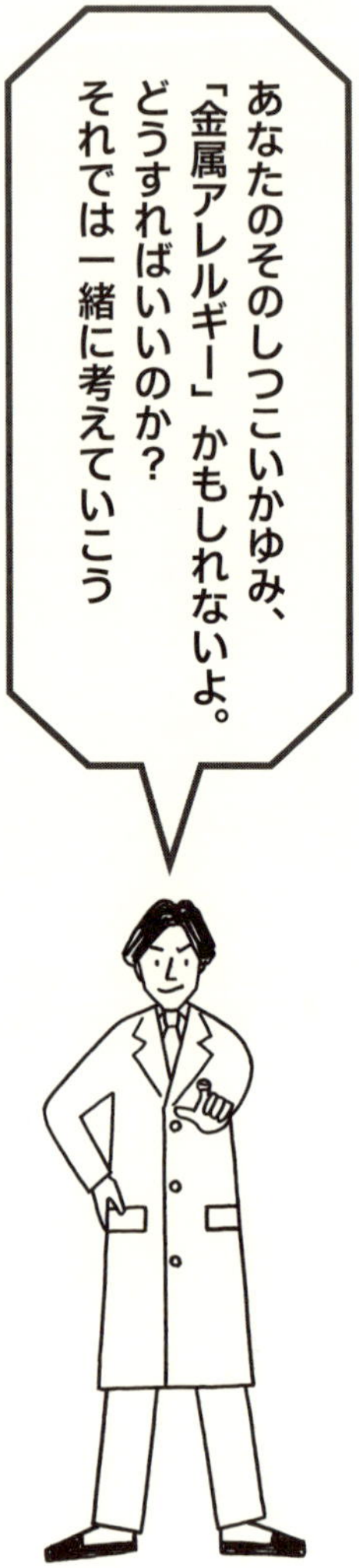
あなたのそのしつこいかゆみ、
「金属アレルギー」かもしれないよ。
どうすればいいのか？
それでは一緒に考えていこう

第1章

「金属アレルギー」って何だろう

「金属」と「アレルギー」の話

●私たちのまわりは金属だらけ

「金属アレルギー」とはどんなものかを説明する前に、まずは「金属」について考えてみましょう。

「金属」という言葉を聞いて皆さんは何を連想しますか？　コイン、メダル、ネックレス、時計、水道の蛇口、コンピューター、釘、缶詰、バット、ドアノブ……、現代の我々は、数多くの金属製品に囲まれて暮らしていることに気づかされます。なぜって、それは金属がとても便利な物質だから。

金属製品の種類は数えきれません。その稀少性や美しさから金貨や銀貨などの通貨として、丈夫な性質を利用して建物の柱や橋などの建築材料として、綺麗に光輝く性質から装飾品や工芸品として、細工のしやすさから道具や機械にと、現代生活のありとあらゆる場面に登場し、我々の日々の生活を支えています。

●体の中にも金属はたくさんある

それだけではありません。実は生体の構成成分としても、生体内で起きるさまざまな化学反応にも、金属は欠かせない存在なのです。

ヒトの生命維持に必要な金属だけを数え上げてもきりがありません。鉄、銅、マンガン、亜鉛、コバルト、モリブデン、セレン、クロム、ニッケル等々……。腸管での消化吸収反応、肺でのガス交換、その他さまざまな臓器で起きる代謝反応など、生体内で金属は重要な役割を担っています。さらに、ビタミン類はこれらの反応を補助することが知られていますが、それらビタミンの構成成分としても金属が含まれているのです。

例えば、赤血球中のヘモグロビンは生体に必要な酸素を体の各所に運搬する役目を担っていますが、この分子には「鉄（イオン）」が含まれています。ですから体内に鉄が不足すると、鉄欠乏性貧血といって、めまいがしたりすぐに息切れがしたりと、循環器、呼吸器系に大きな影響を及ぼします。

その他、「亜鉛」という金属が不足すると粘膜は荒れ、口内炎ができたり、唇が割れたり、陰部や肛門周囲にじくじくしたかさぶたができたりします。なぜなら亜鉛は300を超える生体の酵素反応において触媒（存在することで化学反応を起こしやすくはするものの、それ自体は変化することのない仲介役の物質）として働いているために、欠乏するとさまざまな臓器での化学反応が妨げられ、いろいろな症状を起こすのです。亜鉛欠乏症は普通に食事がとれる人には決して起きませんが、高齢で極度に食の細い方、消化器系の手術の後の中心静脈栄養といって点滴からの栄養だけで生きている患者さんなどによく見られます。

また、「コバルト」という金属が足りなくなると、神経の働きが悪くなります。眼精疲労や視力低下を引き起こし、ときには手先がしびれたりするため、これも生存にとって必須の金属です。

しかし近年、金属はこのように生体にとって重要な役割を持ち、生命維持に不可欠である反面、少々厄介な物質であるという側面もわかってきました。現代人の狂った免疫と反応することで、異常免疫反応である「アレルギー」を起こすのです。

金属に直接触れたり、金属が体内に吸収されたりすることで、皮膚にかゆみや湿疹を起こす患者さんが近年増加しています。これを「金属アレルギー」と呼びます。

◉「アレルギー」とは狂った免疫反応のこと

「アレルギー」という言葉は花粉症などでなじみがあって、なんとなく皆さんもご存じでしょう。でも、きちんと理解している自信のない方のために、ここで復習しておきましょう。

「免疫」とは通常、外部から生体に侵入しようとする外敵を撃退する役目を果たす、もともと体に備わった「防衛監視システム」です。

血液の中の白血球の一種に、「リンパ球」という細胞があります。リンパ球は血液中に無数に存在し、血管を通じてありとあらゆる臓器、組織へと行き渡ります。リンパ球は各臓器、各組織の巡回を終えると、今度はリンパ管という管の中に回収され、リンパ節（風邪をひいたりすると首すじや脇の下や鼡径部《そけいぶ》などにぐりぐりと腫れる組織）に戻ってきます。

いわば、外敵の監視役である免疫は、いつでも全身各所に偵察部隊（リンパ球）を送り込んで情報収集をしているわけです。

また、皮膚や腸管、気管支などといった体外と直に接する、特に外敵と遭遇しやすい臓器には、「樹枝状細胞」というリンパ球よりさらに何万倍も鋭敏な監視能力を持つ免疫細胞が配備されています。ひとたびこの樹枝状細胞が体の各所で異常を発見すると、すぐさま所属するリンパ節へと情報を持ち帰り、免疫の中枢へと伝えます。免疫中枢は「T細胞」と呼ば

免疫 ＝ 防衛監視システム

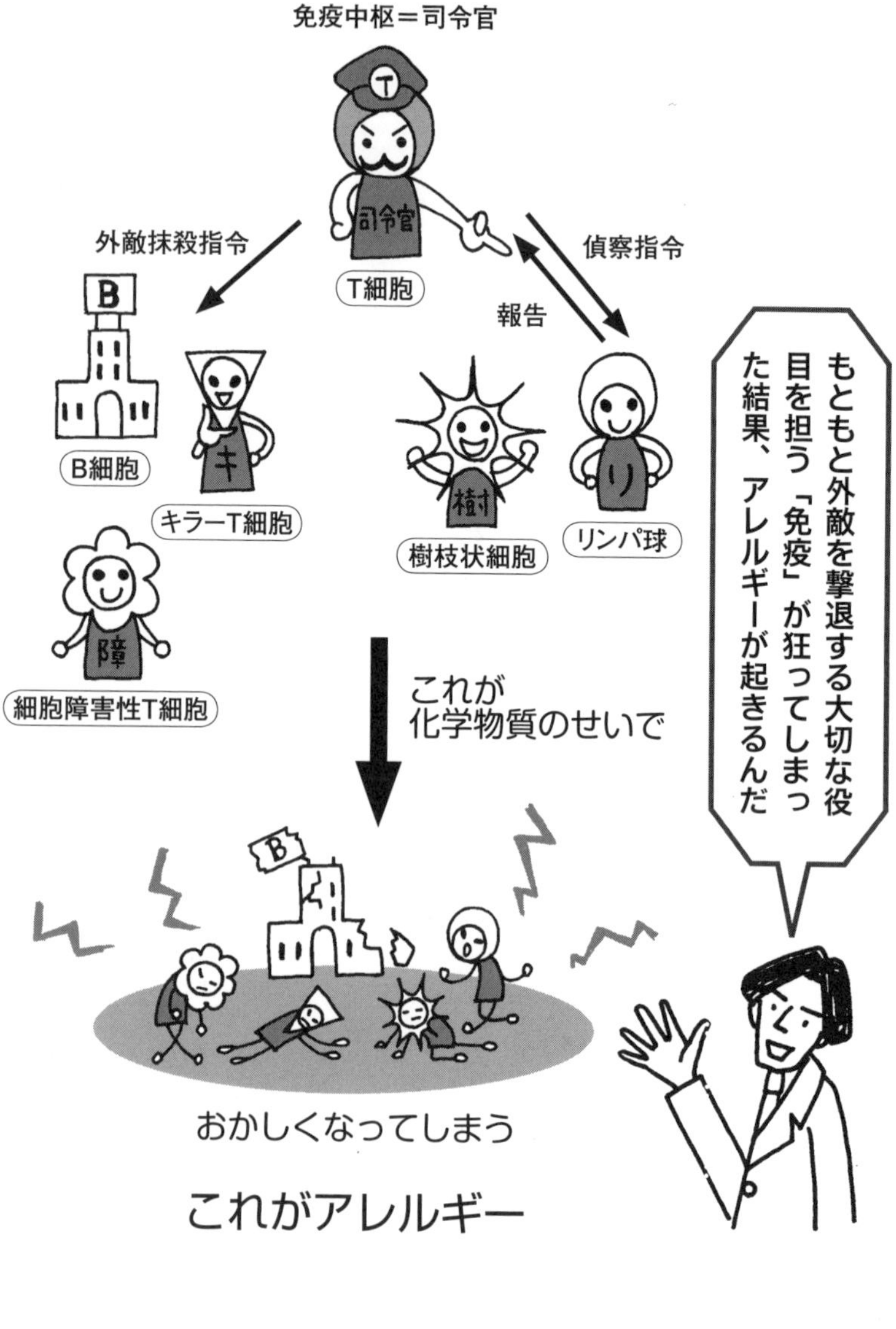
免疫中枢＝司令官
T
司令官
T細胞
外敵抹殺指令
偵察指令
報告
B
B細胞
キ
キラーT細胞
樹
樹枝状細胞
リ
リンパ球
障
細胞障害性T細胞
これが
化学物質のせいで
B
おかしくなってしまう
これがアレルギー
もともと外敵を撃退する大切な役目を担う「免疫」が狂ってしまった結果、アレルギーが起きるんだれるやはりリンパ球の一種から構成され、すべての免疫の司令塔的な役割を担っています。
例えば、ある患者さんに肺炎が起きたと仮定しましょう。病気の肺から戻ってきた樹枝状細胞やリンパ球は、まずそこで悪さをしている外敵がどんな細菌なのか、あるいはウィルスなのか真菌(カビ)なのかという情報を持って、すぐにリンパ節にある免疫中枢に伝えます。免疫中枢は、原因菌が肺炎球菌ならそれらに対する抗体(肺炎球菌に対する特異的なミサイルのようなもの)産生を、これもリンパ球の一種である「B細胞」に指示し、インフルエンザウィルスなら、同様の抗体やそれらと特異的に反応する別の免疫細胞(「キラーT細胞」や「細胞障害性T細胞」と呼ばれる細胞)を刺客のように差し向けることで外敵を撃退し、肺炎を治癒させます。これが正常免疫の防衛反応です。

ところが、現代の都会に代表される我々の周辺は、種々の有害な化学物質で満ちあふれています。例えば、大気中の窒素酸化物やディーゼルエンジンの出す微粒子などの排気ガス、水道水に含まれる塩素やトリハロメタンなどの消毒薬、レトルト食品やインスタント食品に多く含まれる合成着色料や保存料などです。これらの、昔だったら通常体内に取り込まれることのなかった数多くの化学物質が、我々の体内に比較的容易に取り込まれやすい状況になっているのです。

では、これらが体内に入ると、いったい何が起きるのでしょうか？

どんな時でも外敵に対峙するために細胞分裂を繰り返し、準備を怠らない免疫細胞は、とてもデリケートにできています。これらは前述のような化学物質によってとても影響を受けやすいので、現代の都会に長期間暮らしている人々の体は、リンパ球をはじめとした種々の免疫細胞に狂いが生じています。すると、これまで人間にこれっぽっちも悪さをすることのなかった花粉やハウスダスト、ダニの死骸など、我々のまわりにいくらでも存在する無害な物質に対しても、誤って攻撃を始めて（免疫反応を起こして）しまうのです。これを「アレルギー」と言います。

さらに、正常の免疫反応と異なり、アレルギー反応ではそれに引き続いて起こる二次的な免疫反応も異常であるため、外敵とみなした物質（アレルゲン）を破壊することで免疫反応は収束に向かいません。好酸球や好塩基球といった別のタイプの白血球や周囲の組織の細胞から、むしろ組織に障害を与えるヒスタミンやセロトニン、ロイコトリエンといったかゆみを引き起こす炎症誘発物質を放出させる方向に反応を向かわせ、炎症を一層拡大させてしまうのです。

喘息やアトピー、花粉症といったアレルギー疾患を想像してみてください。かゆくて、咳や涙やくしゃみが止まらない、掻けば掻くほどかゆくなる、あのアレルギー状態が、なんと我々の身のまわりにあふれる金属に対して起こるというのですから、これはたまったものではありません。

では、金属アレルギーとはいったいどのようなものなのでしょう?

●「金属アレルギー」には2種類ある

金属アレルギーは、大きく分けると2つの種類があります。

第1は、金属が体に直接触れることでその部位でアレルギーを起こす、接触皮膚炎に代表される「局所性金属アレルギー」です。

第2は、食べものや飲みものに含まれる金属、さらには歯科治療で埋め込まれた金歯や銀歯が溶け出して腸管で吸収されたり、外科治療で体内に埋め込まれたクリップや骨折の治療で使われた釘や針金が体内で溶け出して血液中を巡ったりした結果、離れた場所でアレルギー反応を起こす「全身性金属アレルギー」です。

それでは、それぞれの金属アレルギーがどのような症状を起こすのかを見ていきましょう。

接触で起こる「局所性金属アレルギー」

●ネックレスやピアスが触れてかぶれる、いわゆる「金アレ」

一般に「金属アレルギー」と聞いてまず思い浮かべるのは、ネックレスやピアスなどの金属が直接皮膚に触れて起こるかぶれでしょう。これは「局所性の接触皮膚炎」、すなわち第1の金属アレルギーである「局所性金属アレルギー」です。

わかりやすい例は、ネックレスや指輪が皮膚に接する部分だけに「湿疹」や「かゆみ」を生じる症状です。汗をかいて金属が溶け出しやすくなる夏に、とりわけよく見られます。

特に最近は、ファッションピアスによるかぶれがかなり増えています。

男女を問わずピアスが一般的になってきていることは、金属アレルギーを増加させている一因です。ピアスは他の装飾品とは違って皮膚を貫通するため、ネックレスやイヤリング、ブレスレット、時計などよりも強く免疫反応を起こしやすいばかりか、微量ながらピアスの金属がピアスホールから体内に吸収されるため、感作（金属をアレルゲンとして認識するファーストステップ）が成立しやすいのです。狂った都会人の免疫のもとで若年者がピアスをすると、金属アレルギーを若くして発症しやすくなるというわけです。

この局所性の金属アレルギーの場合は、原因がわかりさえすれば、その装飾品や金属製品を身に着けるのをやめることで、病院に行かなくても治すことができます。

ところで、皆さんは「金アレ」という言葉をご存じでしょうか？　もちろん、「金属アレルギー」の略です。最近は、「先生、あたし金アレなんですけど、どうしたらいいですか？」とか、「金アレの検査をお願いします」のように、ごく普通に使われています。皮膚科の外来にやって来る、特に若い人たちからこんな言葉を聞かされて、戸惑うことも少なくありません。省略形で使われるほど、「金属アレルギー」が若者の間で一般的になっていることに、驚くとともに危惧の念を抱きます。

◉わかりにくい「ボタンかぶれ」や「ビューラーかぶれ」

ネックレスやピアスなどと違って、素人目にはわかりにくい「金アレ」もあります。例えば、夏になると、おへその周りだけがかゆくなって治らない患者さんをよく見かけます。この症状の原因の多くは、ベルトの「バックル」によるかぶれです。ジーパンのファスナーの上にある金属性のボタンの裏側が汗で溶け出して起きる「ボタンかぶれ」もよくあります。けれども、どちらも往々にして見落とされがちです。

「バックルかぶれ」「ボタンかぶれ」は、シャツの裾をズボンの中に入れて着るようにしたり、ジーパンの内側に別の布を縫い付けて覆ってしまったりすることで防げます。

さらにわかりにくい「金アレ」もあります。

汗をかく季節になると、目のまわりが赤くなって、かゆみを訴える若い女性が時折います。初めのうちは、花粉症で目がかゆくてこすったために治りにくくなったのかとか、化粧品でかぶれたのかなどと疑って、花粉アレルギーの血液検査や化粧品のパッチテストを行なうのですが、いずれも陰性です。ところが、このような患者さんに金属のパッチテストをすると、しばしば強いニッケルアレルギーを認めるのです。いったい、何が原因だと思いますか？

実は、女性がお化粧で使う、まつげをきれいに曲げる「ビューラー」にかぶれているのです。

ビューラーだけでなく、毛抜き、ピンセットなど、化粧器具のほとんどは、ニッケル製です。ですから、お化粧をするたびに特定の部位だけがかぶれたり、かゆくなったりする場合は、化粧品そのものによるかぶれだけでなく、化粧器具なども疑うことを忘れてはなりません。

このような場合は、医者サイドも、ていねいに患者さんの話を聞き、細かく質問して日常生活の習慣までも追及しないと、なかなか原因を見抜けるものではありません。けれども現実に、毎年夏になると数名のビューラーかぶれの新患が必ず来院するのです。

同様に、理容師さんや美容師さんの手が荒れる場合

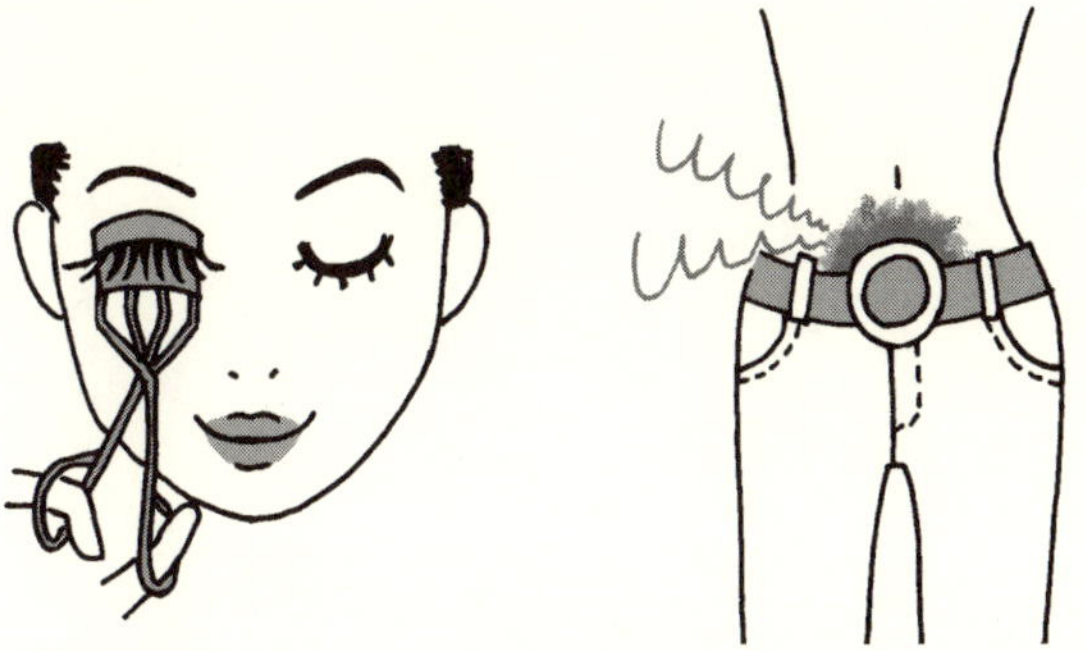

バックルやボタンなど、ずっと身に着けているものだけじゃない。
ビューラーでだって、アレルギーの症状は起きるんだ

は、ついパーマ液やシャンプー、ヘアダイなど薬品のほうを疑いたくなりますが、髪切りばさみなどの器具に含まれるニッケルの成分に反応していることもしばしばあります。

このように職業に起因する金属アレルギーもあるので、なかなか厄介です。例えば、皮革を扱う職人さんの手が特に荒れる場合、その原因の多くはなめし皮に含まれる金属のクロムです。皮革製品を安定させるため、ほとんどの皮製品にクロムが含まれているからです。

◉壊れた「体温計」や「傷薬」で起きる場合もある

ここで、知らなければ絶対に気づかない、興味深い金属アレルギーを紹介しておきましょう。

最近ではあまり使われなくなったため、以前に比べて患者数は極端に減りましたが、体温計の破損による「水銀アレルギー」です。水銀の入った体温計を割った直後、周囲に銀色の大小の球が飛び散っているのを見たことはありませんか？　水銀は表面張力が強いので、ずっと球形のまま転がりながら、気化するためにだんだん小さくなっていきます。これを放っておくと、どうなるでしょうか？　気化した水銀が室内に充満することで、それらが皮膚に付着し、一部は鼻や口からも吸引され、アレルギーを起こすのです。

このアレルギー性皮膚炎は発疹の分布が特徴的で、首筋や脇の下、鼡径部《そけいぶ》といった擦《こす》れやすい部位にできやすく、かゆみを伴い、原因に気づかなければ広がる一方です。こんな特徴的な発疹を見たら、すぐに水銀体温計を割っていないか確認しなければなりません。

また、かつて汎用された傷薬のマーキュロ（赤チン）によるかぶれも、水銀アレルギーの一種です。

●口内や体内で起こる局所性金属アレルギー

金属が触れることで起きるアレルギーは、口腔粘膜でも起こります。

歯の金属冠（虫歯の治療のために削った歯根に金属を冠のようにかぶせ、全体が金色や銀色に見える歯）に接する頬の粘膜や舌が白く変色する症状があり、明らかなかゆみなどはありませんが、局所的な知覚の低下や粘膜の違和感があります。舌に生じれば味覚の低下や味覚異常を感じ、料理やお酒に携わる人にとっては致命的な問題となります。これらは皮膚科では「扁平苔癬《へんぺいたいせん》」と呼ばれ、口の中にできた治りにくい慢性湿疹の一つとして分類されます。

さらに、これらが昂じると「バーニングマウス（燃えさかる口）症候群」と呼ばれ、激しい舌の痛みや灼熱感を伴うこともあります。

なお、近年では、狭心症治療の心臓外科手術で用いられ、冠動脈（心臓に栄養を送る血管で、詰まると狭心症や心筋梗塞を起こす）の内腔を確保するために入れておく「ステント」と呼ばれる金属性の管や、不整脈治療に用いる埋め込み型の「ペースメーカー」なども金属アレルギーを起こすという報告があり、これらは患者さんの生命すら脅かします。

このような、皮膚以外で起こる金属アレルギーは、えてして原因の特定が難しく、重篤な症状を伴うのでたいへん危険です。いずれにせよ、金属アレルギーが疑われる場合は、ただちに原因と推定される金属を除去することが不可欠です。

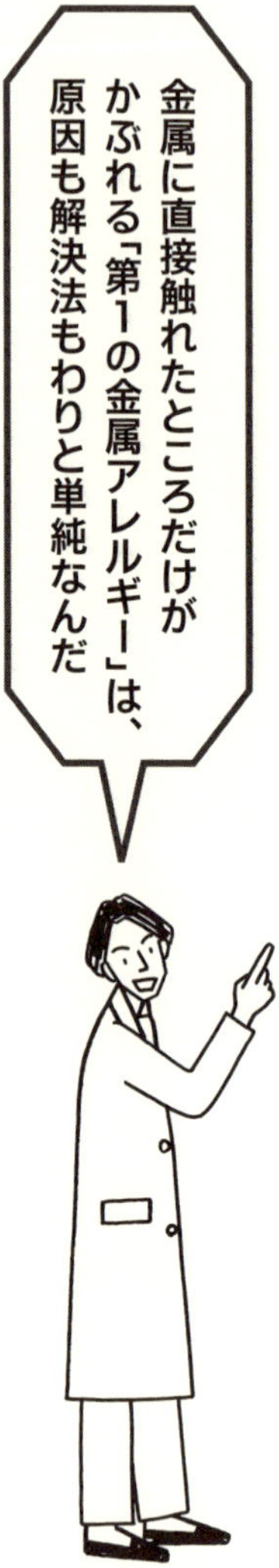

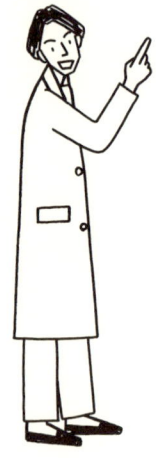

金属に直接触れたところだけがかぶれる「第1の金属アレルギー」は、原因も解決法もわりと単純なんだ

接触せずに起こる「全身性金属アレルギー」

◉原因を見つけにくい不思議な現象

第1の局所性アレルギーと違って、この第2の全身性金属アレルギーは、もっとずっと治りにくく厄介です。なぜなら、注意深い皮膚科専門医でなければ、見つけることすら難しいのですから。

近年、体の中に埋め込まれた金属、なかでも歯科金属（金属冠や詰めもの、ブリッジなど）による全身性の金属アレルギーが急速に増えており、多彩な症状を引き起こしています。この場合、ネックレスやピアスのかぶれと違って、金属のあるところから離れた場所で湿疹やかゆみといった症状が起きるため、患者さんはもちろん、皮膚科医や歯科医ですら原因がわからないことが多いのです。

つまり、こんな「ちょっと不思議とも思える現象が現実に起きている」ということをあなたの主治医が知らなければ、かゆみの原因は永遠に不明です。放っておけばこのような金属アレルギーの症状はなくなるどころか徐々に広がり、体中の至るところがかゆくなってしまいます。せめて金属に接する口腔粘膜に何らかの症状が出ていれば診断の手助けにもなりますが、口の中はまったく正常、手足の先だけがかゆいとしたら……、たとえ皮膚科の専門医でも、金属アレルギーに疎い医師であれば、手荒れや水虫だと誤診してもしかたないでしょう。仮にこの本を読んだあなたが「金属アレルギーが怪しい」と思って歯医者さんに駆け込んで、それを訴えたところで、口腔粘膜には何も出ていないわけですから、たいがいの歯医者さんでは、「そんな馬鹿なことはないでしょう」と一笑に付されてしまうのが残念ながら現実なのです。

「難治性の金属アレルギー」として本書でさらに詳しく解説していくのは、この一見金属とは関係ないと思われがちな、金属の存在する場所とは離れたところに出現する、湿疹やかゆみ、蕁麻疹など、すなわち全身性の金属アレルギーのほうです。

全身性の金属アレルギーには、次の5種類があります。

①手足の難治性小水疱《しょうすいほう》タイプ

全身性の金属アレルギーの初期に最もよく見かける症状は、手のひら、足の裏に慢性に生じる、治りにくい湿疹です。これらはよく、「手荒れ」や「主婦湿疹」と誤診されます。

はじめのうちはステロイド剤の外用で一時的には治ってしまうので、金属アレルギーだとは誰も夢にも思いません。けれども、これが何年にもわたって出没を繰り返すようになると、だんだんステロイド剤も効かなくなります。そのため、処方されるステロイドはどんどん強いものになり、発疹の範囲も広がっていきます。このあたりまで症状が進行すると、さすがに患者さんも「ちょっと変だな？」と思い始めます。それでも、近所の皮膚科に行って「手荒れなんだから、きちんと手袋をはめて炊事や洗濯をしてください」と指導されると、やはり洗剤かぶれなのかと思い直して、またステロイド剤を塗り続けるわけです。

ここで一つ、注意があります。洗剤かぶれなど、外的な刺激による手湿疹の場合は、利き手（右利きの人なら右手）のよく使う指（親指や人差し指）の先から始まるのが普通です。ですから、手のひらや指の縁ばかりに湿疹ができた場合や、どう考えても洗剤などが触れにくいところに湿疹が多くできたような場合は、金属アレルギーを強く疑う必要があります。

ましてや足にまで同じような湿疹が広がってくれば、洗剤などによる手湿疹ではないと気づくはずなのですが……。

反対に、初めのうちは足の裏や足の縁にばかり治りにくい湿疹が出た場合、今度は「水虫」と誤診されがちです。もしも皮膚科の専門医以外から、顕微鏡を使って白癬菌《はくせんきん》（水虫菌）をきちんとチェックすることもなく水虫の薬を処方され、言われるがままに塗ってしまうと、話は少々ややこしくなります。なぜなら、もともと水虫でないところに抗真菌剤を塗るわけですから、湿疹が治らないばかりか、抗真菌薬自体の持つ刺激や、さらには頼んでもいない消毒などによって、余計に悪化させてしまうことになるからです。

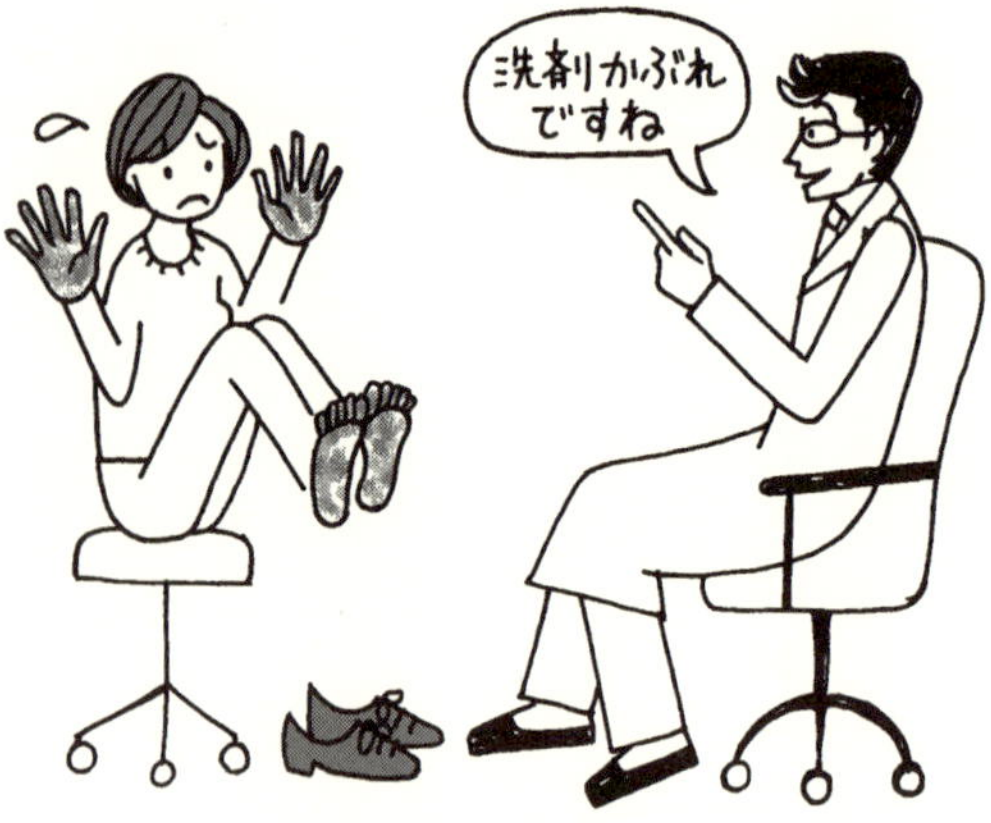

足に「洗剤かぶれ」ができた?……そんなバカな!

こうなると、診断はますます困難になる一方です。ですから、水虫だと診断されて、水虫の薬を塗ったのにまったく改善が見られない場合も、金属アレルギーを疑ってみる必要があります。

このように、初期の金属アレルギーの発疹は、見た目が「手湿疹」や「水虫」などのごくありふれた皮膚病と非常に似ているために、医者サイドが金属アレルギーを疑う目で見ていないと誤診してしまいます。そのため、診断が遅れがちになるのです。

ところで皆さん、不思議に思いませんか？　どうして全身性の金属アレルギーが手足に初発するのか？　実は、それにはちゃんと理由があるのです。

手首・足首から先（末梢側）などの四肢末端には、組織学的に汗腺（汗を分泌する腺）が多く分布します。通常、口から入った金属の大部分はそのまま便中に排泄されますが、3〜10％は腸管から吸収され、その一部は（季節にもよりますが）汗の中に排泄されます。一般的に汗をかくのは夏だけだと思いがちですが、汗腺の多い手足の皮膚では、交感神経の興奮（緊張やストレス）に伴って、必ずしも気温とは関係なく一年中発汗しています。つまり、汗腺を介して皮膚から金属が排泄されるため、四肢末端には金属アレルギー反応が起きやすいのです。

少し難しい話になりますが、手や足の皮膚は角質層（表皮の最も外側で、カルシウムを多く含む、光沢と透明感のある堅い層）が人体で最も厚いため、角質内汗管が長く、かつ皮膚表面に向かって螺旋《らせん》状に出てくるために、他の解剖学的部位（顔や背中など）よりも汗が途中の表皮内汗管で詰まりやすいのです。つまり、汗腺から排泄される金属が表皮や角質層内により停滞しやすくなるため、手足の皮膚では金属が濃縮されて、金属アレルギーが起きやすいのです。

②多発性の痒疹結節《ようしんけっせつ》タイプ

次に多いのは、四肢や体幹にできて、一見「虫刺され」にも見える、しこりを伴う、たくさんのかゆい発疹です。進行すると顔面にも生じ、見た目も悪く、非常に厄介なタイプの湿疹です。

このような発疹の場合、初めのうち患者さんは虫刺されだと思って市販の虫刺されの薬を塗り続けますが、ちっとも良くならないために皮膚科を受診します。ところが、どこへ行っても金属アレルギーとは指摘されず、虫除け対策と強いステロイド剤が処方されることが多いのです。

ステロイド剤を塗り続けても、時間が経つばかりで冬になっても治らず、虫除けの対策を講じてもまったく改善しないために、不審に思って当院を受診する患者さんが数多く見られます。

しこりを伴う湿疹は、このタイプが単独で起きることもありますが、①の手足の治りにくい湿疹を伴うことも多く、その場合には金属アレルギーの診断が比較的容易です。

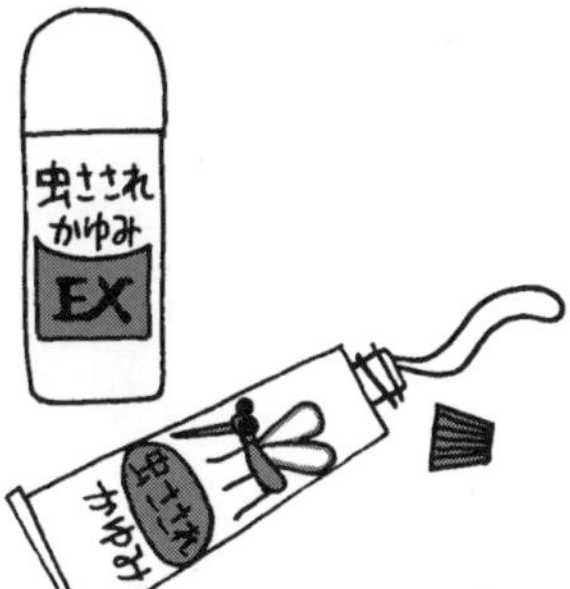

早合点は禁物!
それは虫刺されではないかも……

③体幹の多形《たけい》紅斑《こうはん》タイプ

腰のまわりや大腿部《だいたいぶ》、肩甲骨《けんこうこつ》の周囲など、ベルトや下着で刺激を受けやすい部位に、なかなか消えない直径1～5センチメートルぐらいの、さまざまな形の紅斑ができるタイプがあります。①や②に比べると、大きめの斑点です。

時間が経つにつれて色が黒みがかってくる傾向があり、全体として赤黒いまだらの局面になることが特徴です。中心部が治癒する傾向のものがあったり、環状に見えたり、いろいろな形を呈するので、このように呼ばれています。

このタイプの発疹は、ステロイド剤を外用してもなかなか治りません。たとえ治療によっていったん消えても、別の場所に新しくできたり、再発を繰り返したり、さらにかゆみも非常に強いことも特徴です。

多形紅斑タイプは他のタイプに比べると、やや年配の方に生じる頻度が高く、長い間「金属アレルギー」とは診断されず、加齢による「乾燥肌」や「アトピー性皮膚炎」と誤診されているケースが多くあります。

④慢性蕁麻疹《じんましん》タイプ

蕁麻疹を起こす金属アレルギーもあり、実はこれもまた厄介です。

蕁麻疹とは、蚊に刺されたようにぷくっと膨らんだ発疹がつながって、まるで地図のように広がる、強いかゆみを伴う発疹です。特徴的なことは、必ずこれらの症状が24時間以内にいったんは消えてしまうことです。ですから、病院に来たときには何も発疹が見られず、「夜になると必ず出るのに」などという、患者さんのちょっと不思議な訴えがあります。

こと蕁麻疹に限っては、原因が多種多様です。例えば胃についたピロリ菌や歯周病の菌に対するアレルギー、飲んでいたサプリメントによるアレルギーなど原因のわかるものもありますが、原因不明の蕁麻疹も実際に30％ほどあり、治りにくい、とても困った皮膚病です。

実は、「慢性蕁麻疹」に何年間も悩まされる患者さんのうち、歯科金属が原因である場合も意外に多いのです。けれども、蕁麻疹の原因の一つに金属アレルギーがあることはあまり知られていません。ですから歯科金属を除去したことで治った蕁麻疹の症例を数多く経験した医師でなければ、その診断はほとんど不可能に近いと言えます。何十年間も抗ヒスタミン剤（かゆみ止め）をだらだら投与されている慢性蕁麻疹の患者さんは、金属アレルギーの検査を一度受けてみることをお勧めします。

⑤その他の全身症状を伴うタイプ

金属アレルギーの患者さんを観察していると、皮膚の症状がひどいときに、さまざまな不《ふ》定愁訴《ていしゅうそ》（なんとなく体調がすぐれないという自覚症状があるのに、検査しても原因がわからない状態）ともとれる随伴症状が時々見られます。肩こり、頭痛、ほてり、めまいなど、自律神経失調症にも共通する症状なので、実際に金属アレルギーとの因果関係を証明することは難しいのですが、金属アレルギーの治療をして皮膚症状が改善するとともに消えてしまうので、金属アレルギーの全身症状としてとらえることができます。

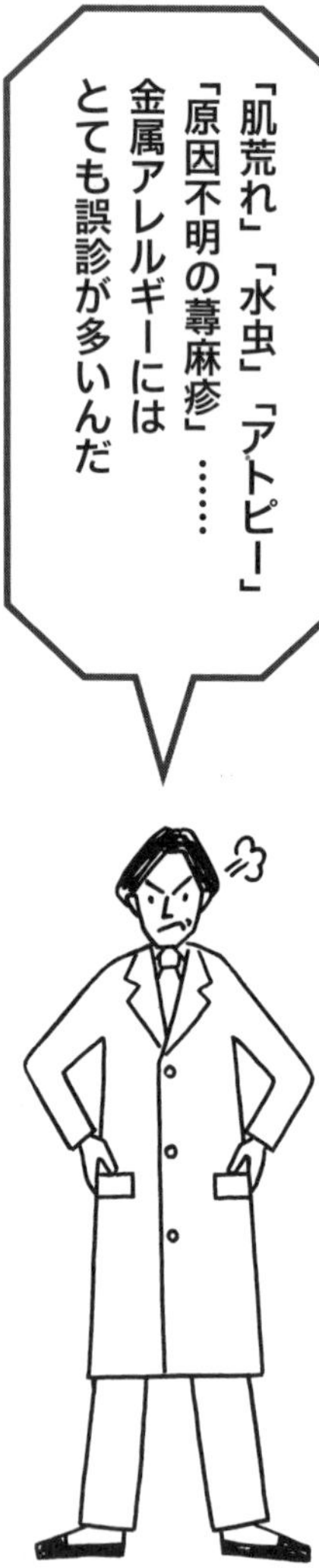
「肌荒れ」「水虫」「アトピー」
「原因不明の蕁麻疹」……
金属アレルギーには
とても誤診が多いんだ

全身性の金属アレルギー

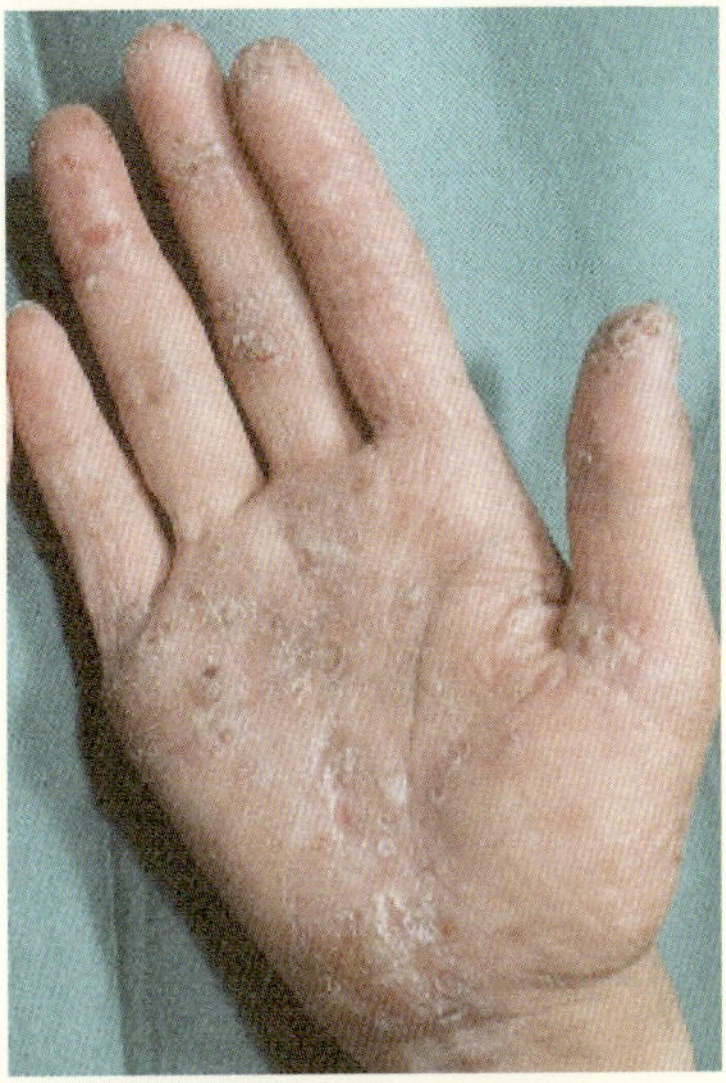

①手足の難治性小水疱タイプ

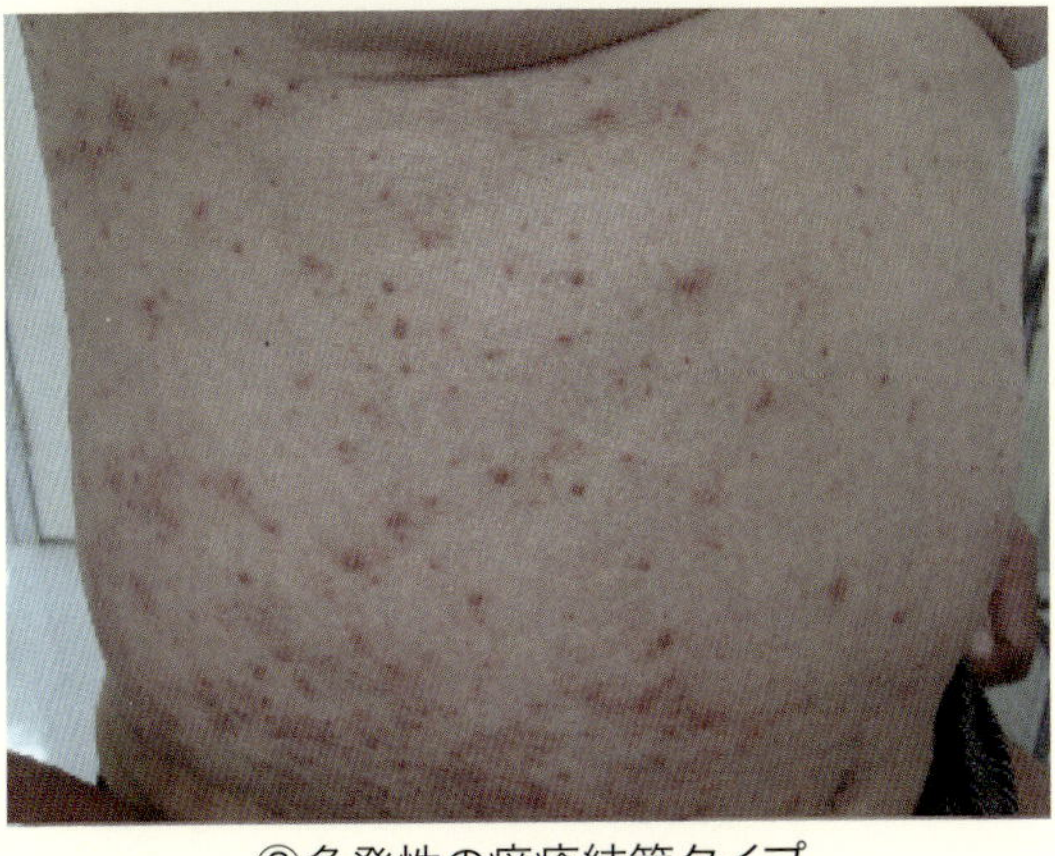

②多発性の痒疹結節タイプ

全身性の金属アレルギー

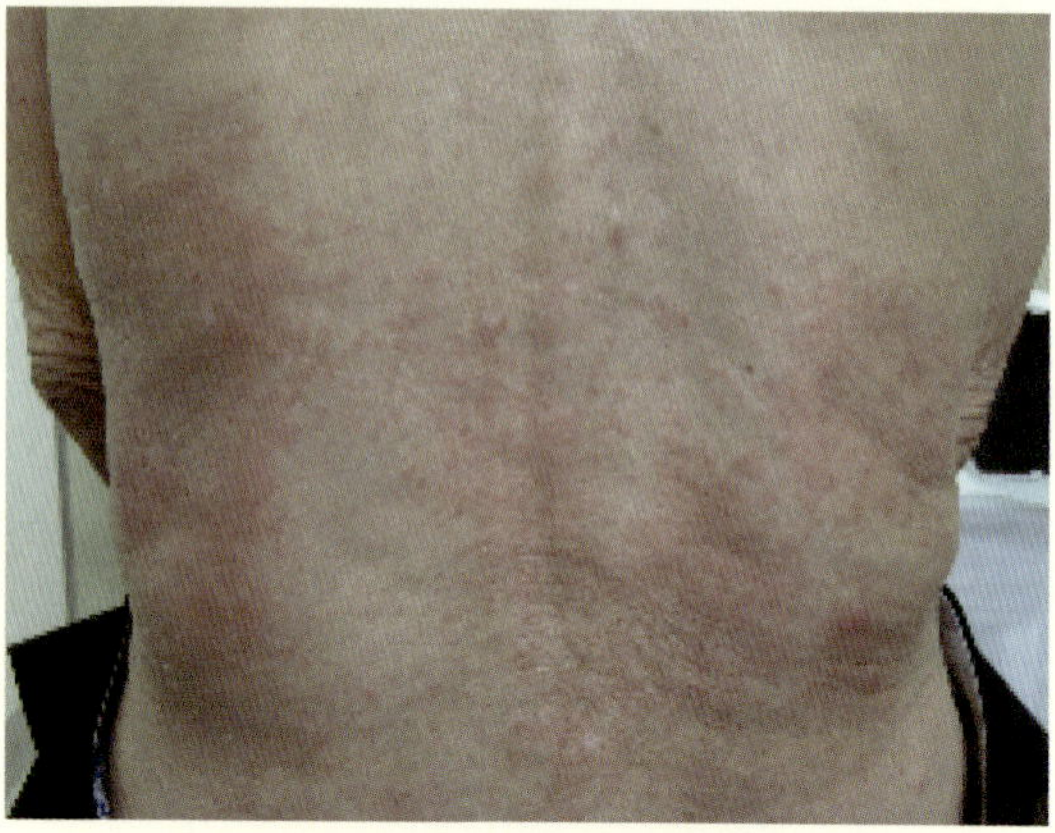

③体幹の多形紅斑タイプ

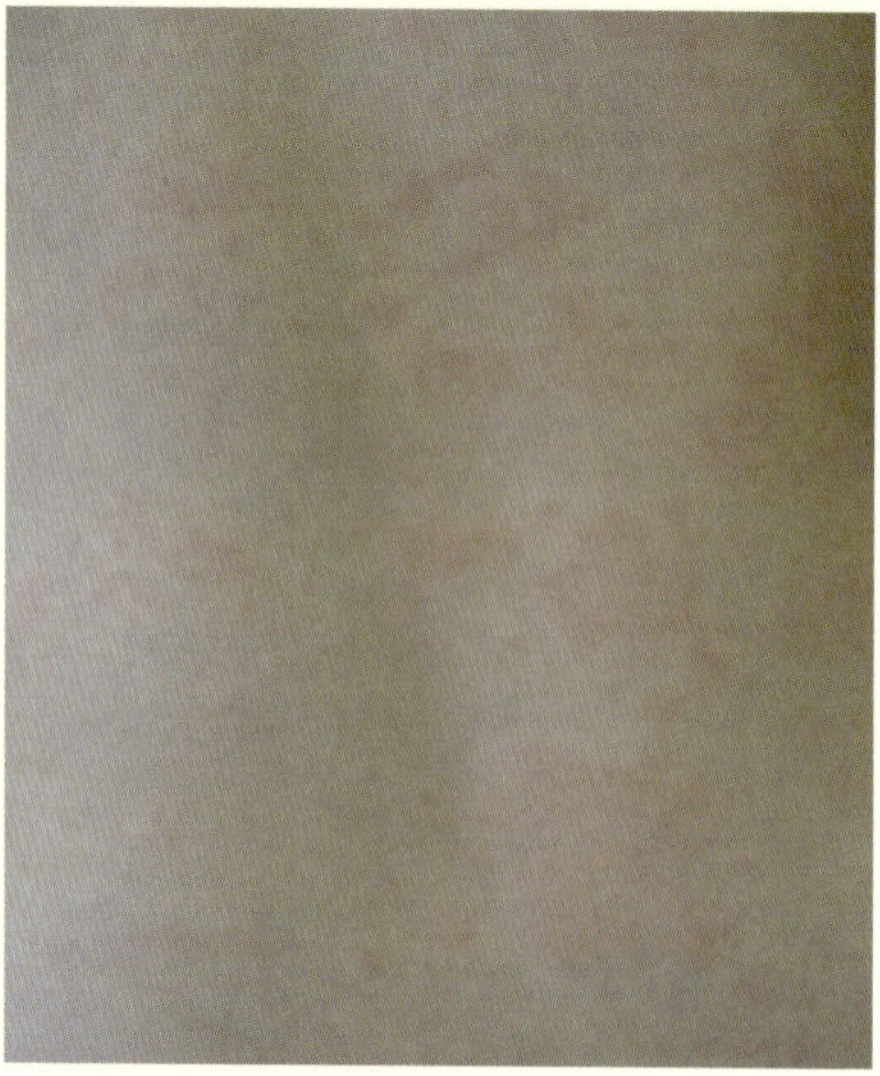

④慢性蕁麻疹タイプ

第2章

どうしてアレルギーが起きるのか

金属は体内でどう変化するのか？

◉アレルギーを起こす金属と起こさない金属

さて、生命維持にも欠かせない大切な物質でもある金属が、どうして人体にこのような不利益をもたらしてしまうのでしょうか？

それについて述べる前に、まずはどんな金属が問題になるのかを知っておきましょう。中学校の化学の授業を思い出してみてください。えっ、そんなの忘れてしまった？　でも、化学の教科書の表紙の裏に「元素周期表」という表が載っていたのを覚えている方もいるでしょう。

元素周期表には元素の種類が、小さくて軽いものから順に、つまり陽子や電子、中性子が多くなる順番に左から右へ、上から下へと並べられていたはずです。そうです。左上には一番小さな水素原子、右上には2番目に小さいヘリウム原子……。52〜53ページに掲載した表を見れば、思い出す方も多いことでしょう（本題とは直接関係ないので、興味のない方はこの項は読み飛ばしてくださって結構です）。

本書で問題になる金属とは、いわゆる「重金属」と呼ばれるもので、過剰に摂取すると体内でアレルギーを起こしやすい、水銀、パラジウム、スズ、ニッケル、クロムといった、周期表では真ん中あたりにある元素です。常温では気体の窒素や酸素などと比べるとずっと重く、電子を放出してイオン化する傾向が強く、イオン化すると不安定になる元素を指します。

化学での分類では便宜上、ナトリウムやカリウム、カルシウムやマグネシウムといった元素もそれぞれ「アルカリ金属」「アルカリ土類金属」と呼ばれ、いちおう金属の仲間（電子を放出して陽イオンになる元素）として分類されています。けれども、これらは窒素や酸素などと同様に、生体の主たる構成成分であり、アレルギー反応を起こしません。ですから、たとえ「金属」という名前がついていても、本書では問題にならない名前だけの金属だと考えてください。

元素周期表

								2 He ヘリウム
			5 B ホウ素	6 C 炭素	7 N 窒素	8 O 酸素	9 F フッ素	10 Ne ネオン
			13 Al アルミニウム	14 Si ケイ素	15 P リン	16 S 硫黄	17 Cl 塩素	18 Ar アルゴン
28 Ni ニッケル	29 Cu 銅	30 Zn 亜鉛	31 Ga ガリウム	32 Ge ゲルマニウム	33 As ヒ素	34 Se セレン	35 Br 臭素	36 Kr クリプトン
46 Pd パラジウム	47 Ag 銀	48 Cd カドミウム	49 In インジウム	50 Sn スズ	51 Sb アンチモン	52 Te テルル	53 I ヨウ素	54 Xe キセノン
78 Pt 白金	79 Au 金	80 Hg 水銀	81 Tl タリウム	82 Pb 鉛	83 Bi ビスマス	84 Po ポロニウム	85 At アスタチン	86 Rn ラドン
110 Ds ダルムスタチウム	111 Uuu ウンウンウニウム	112 Uub ウンウンビウム	113 Unt ウンウントリウム	114 Uuq ウンウンクアジウム	115 Uup ウンウンペンチウム	116 Uuh ウンウンヘキシウム	117 Uus ウンウンセプチウム	118 Uuo ウンウンオクチウム
64 Gd ガドリニウム	65 Tb テルビウム	66 Dy ジスプロジウム	67 Ho ホルミウム	68 Er エルビウム	69 Tm ツリウム	70 Yb イッテルビウム	71 Lu ルテチウム	
96 Cm キュリウム	97 Bk バークリウム	98 Cf カリホルニウム	99 Es アインスタニウム	100 Fm フェルミウム	101 Md メンデレビウム	102 No ノーベリウム	103 Lr ローレンシウム	

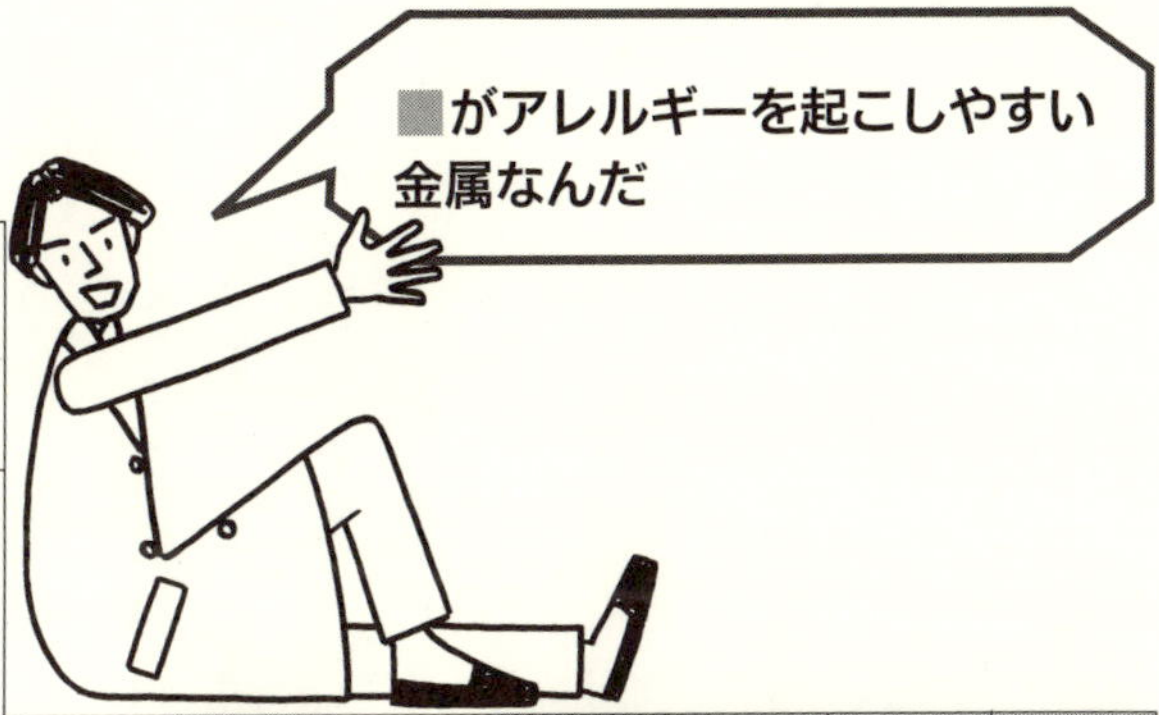
■がアレルギーを起こしやすい
金属なんだ

1 H 水素								
3 Li リチウム	4 Be ベリリウム							
11 Na ナトリウム	12 Mg マグネシウム							
19 K カリウム	20 Ca カルシウム	21 Sc スカンジウム	**22 Ti チタン**	23 V バナジウム	**24 Cr クロム**	**25 Mn マンガン**	**26 Fe 鉄**	**27 Co コバルト**
37 Rb ルビジウム	38 Sr ストロンチウム	39 Y イットリウム	40 Zr ジルコニウム	41 Nb ニオブ	42 Mo モリブデン	43 Tc テクネチウム	44 Ru ルテニウム	45 Rh ロジウム
55 Cs セシウム	56 Ba バリウム	L ランタノイド	72 Hf ハフニウム	73 Ta タンタル	74 W タングステン	75 Re レニウム	76 Os オスミウム	**77 Ir イリジウム**
87 Fr フランシウム	88 Ra ラジウム	A アクチノイド	104 Rf ラザフォージウム	105 Db ドブニウム	106 Sg シーボルギウム	107 Bh ボーリウム	108 Hs ハッシウム	109 Mt マイトネリウム
L ランタノイド		57 La ランタン	58 Ce セリウム	59 Pr プラセオジム	60 Nd ネオジム	61 Pm プロメチウム	62 Sm サマリウム	63 Eu ユーロピウム
A アクチノイド		89 Ac アクチニウム	90 Th トリウム	91 Pa プロトアクチニウム	92 U ウラン	93 Np ネプツニウム	94 Pu プルトニウム	95 Am アメリシウム

◉金属はどんな経路で体内に入るのか

では、これらの重金属はいったいどこから体の中に入ってくるのでしょうか？　それにはいくつかの経路があります。

まず最も多いのは、これまでも述べてきたように歯科領域で用いられる金属です。それは日本の歯科における補綴《ほてつ》治療（歯の欠損を人工物で補うこと）の第1選択が金属だからです。日本では虫歯の治療過程で、歯の欠損部を金属で補う金属充填や金属冠が最も推奨され、これのみが保険適用とされてきたため、現代の日本人の口の中にはたくさんの歯科金属が存在します。同じアジアの民族でも、当院を受診する中国人や韓国人などでは、このような現象はほとんど見られません。日本の歯科医療行政の功罪については終章で詳述するとして、残念ながらこれこそが我が国の（全身性）金属アレルギーの最大の原因となっています。

この中には、歯科矯正やブリッジに使われるニッケル―クロム線などの針金や、入れ歯の支えに用いられるニッケル―コバルト合金などの金属も含まれます。このような口腔内に留置された金属は毎日、食べものや飲みもの、唾液《だえき》などにより少しずつ溶け出しては口腔粘膜や腸管粘膜から吸収され、体内へと取り込まれていきます。

けれども口から入り、経粘膜、経腸管的に吸収される金属は、歯科金属だけではありません。なぜなら、水道水をはじめとする飲食物自体にも、さらには食器や調理器具（鍋、やかん、フライパン）にも金属が含まれているからです。歯科金属の除去後も、食べものや飲みものの中の金属が影響を与えて湿疹やかゆみが収まらないことが、日常診療では少なくありません。

ですから金属アレルギーのある患者さんは、水道水も出し始めの1リットルは飲まないようにしたほうが無難です。チョコレートやコーヒー、苦みのあるお茶（紅茶、煎茶、抹茶、ウーロン茶、プーアール茶など）にも多量の金属が含まれているため、こういうものを多く摂る習慣のある患者さんは要注意です。その他にも、貝類、海藻類（ワカメや昆布、海苔）、香辛料、豆類、オートミール、胚芽、レバー、赤ワインなどにも金属が多く含まれています。また、缶詰や缶ビールや缶ジュース、缶コーヒーなどの缶製品からも金属は溶け出すため、缶に入ったままの保存は避けなくてはなりません。さらにお酢など（酸）を使った料理では、鍋の金属が溶けやすいことも覚えておいてください。

これら口から入る金属の多くは通常そのまま便中に排泄されますが、その10％ほどは腸管から吸収されてしまうのです。

なお、医薬品にも金属は含まれています。例えばリウマチに用いる金製剤は、金にアレルギーのある患者さんへの使用が制限されます。

次に多いのが、整形外科手術で体内に埋め込まれる金属です。例えば、骨折の治療などで用いられるステンレス製のキルシュナー鋼線やボルトや釘、人工関節に用いられるコバルトークロム合金などです。これらは埋め込まれた局所において周囲へと溶け出し、血液やリンパ液を介して全身に広がります。

さらに、空気中にも金属は含まれています。例えば、車の排気ガスや、工場から出る煙など、汚染された大気にも多くのニッケルが含まれているのです。

煙草の煙の中にもニッケルが多く含まれています。ですから、ニッケルアレルギーのある患者さんには禁煙をお勧めします。

また、最近よく聞かれるようになった黄砂《こうさ》も無視できません。黄砂が何からできているのかを、皆さんはご存知でしょうか？　黄砂とは、発展が著しい中国で作られた環境汚染物質が、偏西風に乗って風下の日本に飛んでくるものといっても過言ではありません。黄砂の中身は、砂漠の砂の硅素《けいそ》に、細菌やウィルス、カビや植物・動物細胞の破片、そしてニッケルをはじめとした大気汚染物質が合わさったものなのです。

そう聞けば、黄砂がやってくるたびにアレルギー症状が強くなる患者さんがいるという事実に、皆さんも納得がいくでしょう。これらは目や鼻の粘膜に直接接触してアレルギー反応を起こすだけではなく、経気道摂取によって肺や気管支で吸収され、やはり体内に取り込まれます。

金属は、仮に局所で皮膚炎の反応を起こさなくても、経皮的に吸収されます。一番いい例は多くの女性、いえ今や男性にも増えているピアスです。ピアスをすることで知らず知らずのうちに金属が溶けてピアスホールから吸収され、気づいた時には感作《かんさ》が成立（金属アレルギーができあがる）してしまっていることも多いのです。最近の皮膚科の論文によれば、若い年齢でピアスをした人ほど、早期に金属アレルギーを起こしやすくなるというデータがあります。

ピアスから少しずつでも金属を体の中に取り込み、都会の化学物質に囲まれた生活をすることで、金属アレルギーになる人が増えていることは前にも述べたとおりです。

◉金属はどこから排泄されるのか

さて、このようにさまざまな経路から体内に入り込んだ金属は、どのように体の外に排泄されるのでしょうか。

これにも、いろいろな経路があります。

通常、体内に取り込まれた金属の大部分は、尿中や便中に排泄されます。しかし、循環血液中の金属量が多い場合には、汗や涙、乳汁などにも排泄が起こることを忘れてはなりません。すでに述べたように、汗腺が多く分布する手足を中心として、皮膚に金属が残留（場合によっては濃縮）し、金属アレルギーの症状が起きるのです。

さらに問題なのは、有機水銀に代表される一部の重金属の中には、体内に蓄積されるのみで、体外にはまったく排出されないものがあることです。この場合は、皮膚の湿疹やかゆみというアレルギー症状ではなく、神経に蓄積されれば水俣病のような中枢神経症状、肝臓などに取り込まれれば肝機能障害など、さまざまな臓器障害を来たします。これらは大量の金属による中毒症状と考えられ、水銀中毒や砒素《ひそ》中毒といった、アレルギーとはまったく異なる別のカテゴリーの疾患となりますので本書では割愛します。

金属の出入り

入る経路 ➡　出る経路 ⇨

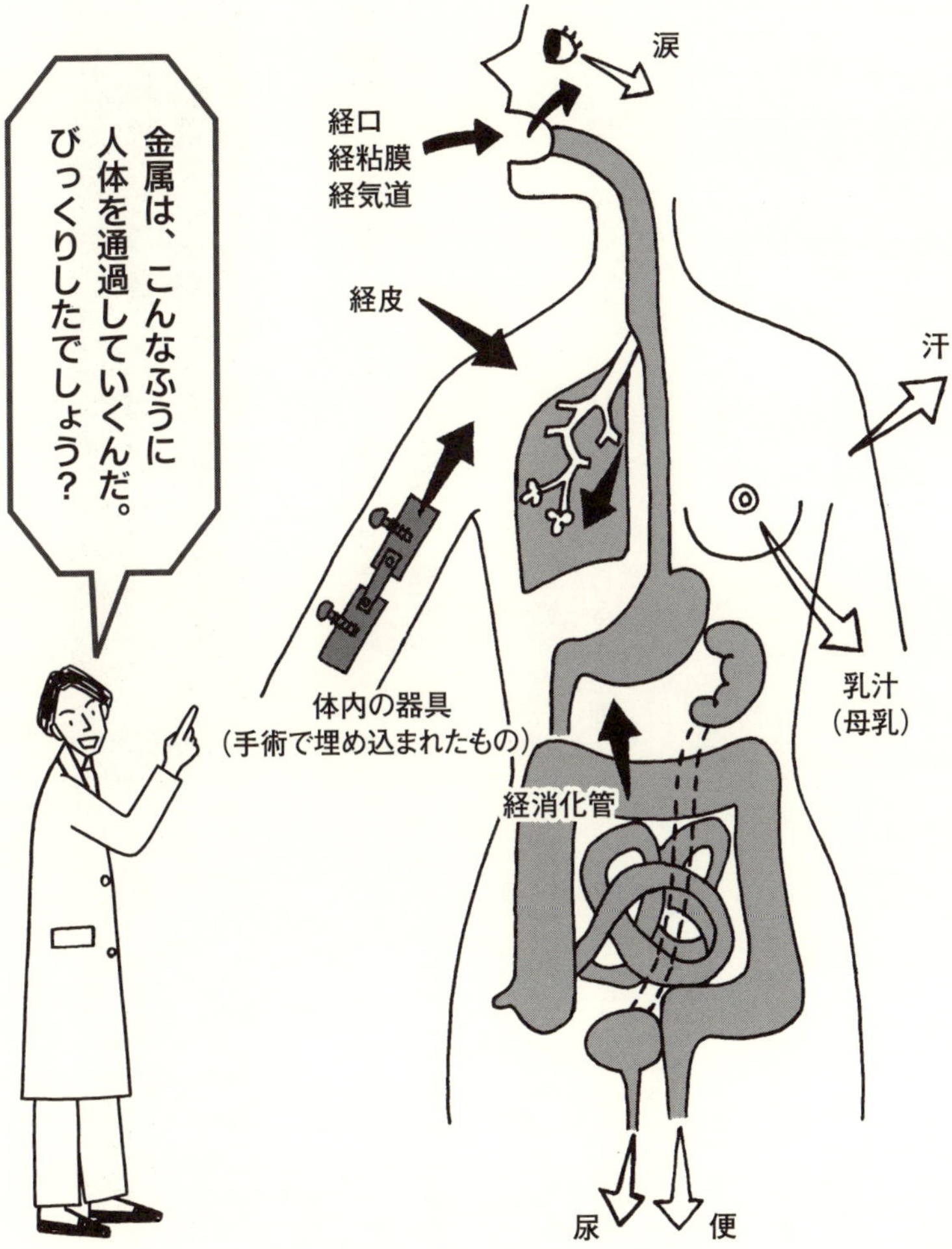
金属は、こんなふうに
人体を通過していくんだ。
びっくりしたでしょう？
経口
経粘膜
経気道
経皮
体内の器具
（手術で埋め込まれたもの）
経消化管
涙
汗
乳汁
（母乳）
尿
便

金属アレルギーの起きる仕組み

◉体内で蛋白質と結合してアレルゲンになる金属

アレルギーを起こす金属が前項のいずれかの経路で体内に取り込まれると、次に何が起こるのでしょう？

重金属というのは、マグネシウムやカルシウムに比べれば原子量は大きいものの、花粉やハウスダストの抗原（免疫細胞が体外の物質であると識別するマーカー）に比べると比較にならないほど小さいものです。これまでの学説では、アレルギー反応を起こすにはある程度の分子量（物質としての大きさ）が必要だとされてきました。つまり、花粉やハウスダストといったいわゆる「蛋白抗原《たんぱく》」に比べると、金属はあくまでも原子という非常に小さく軽い粒子であるため、水や酸素と同じように免疫反応を起こすはずはないだろうと考えられていたわけです。

しかし近年、金属はヒトの体内に吸収されると、そのまま単体（イオン）として存在するもののほか、血液中の主たる蛋白質であるアルブミンと結合し、さらに大きな分子を形成することがわかってきました。アルブミンは通常、血液中のいろいろな物質を運搬する役目を担う蛋白質ですが、これがイオン化した金属と結合すると、分子量の大きい、もともと体内には存在しない「異種蛋白」として認識されるため、免疫反応の対象に変化しうるわけです。つまり、体内では通常見慣れないこの「蛋白質＋金属」の複合体を形成することが、免疫反応を起こすきっかけとなるのです。

これを都会人の狂った免疫システムが感知すると、何が起きるでしょうか？　そうです。これらがアレルゲンとして認識され、アレルギー反応が始まるのです。

なお、皮膚ではアルブミンに結合した金属の他に、単体の金属イオンも陽イオンとして、汗に混ざって排泄されます。このときに、フリーの金属、つまり蛋白質と結合していない陽イオンとしての金属が、皮膚最外層である表皮に存在するケラチンという皮膚特有の蛋白質と結合すると、やはり「蛋白質＋金属」の複合体となり、同様にアレルゲンとして認識され、アレルギー反応を起こすことも知られています。

蛋白質と金属との結合例

アルブミン
＋
イオン化したニッケル

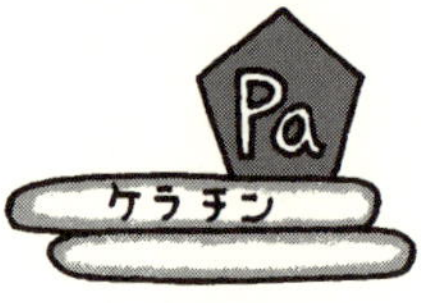

ケラチン
＋
イオン化したパラジウム

これらがアレルゲンになる!!

このアレルギー反応が表皮内汗管で起きれば全身性金属アレルギーの分類（41ページ〜）で述べた①の手足の小水疱を伴う難治性の湿疹として、毛穴で起きれば②の多発性の痒疹結節タイプを呈するわけです。また、真皮内血管やリンパ管周囲などで起きれば、③の多形紅斑や④の慢性蕁麻疹タイプの発疹になるというわけです。

●アトピーや花粉症と違ってＩｇＥは低い

「ＩｇＥ（免疫グロブリンＥ）」という言葉を聞いたことがあるでしょうか？　ＩｇＥとは

アレルギー関連蛋白（抗体）といって、アトピー性皮膚炎や花粉症がある場合には、値が異常に高くなります。

では、ＩｇＥ値が低い患者さんはアレルギーではないのでしょうか？　いいえ、ＩｇＥを介さないタイプのアレルギーも存在します。金属アレルギーでもＩｇＥが関わることはありますが、そのようなケースは極めて稀です。（アトピーなどの合併のない）金属アレルギーだけがある患者さんの血液検査をすると、ＩｇＥはむしろ低値を示すことが多いので、このあたりの知識があまりない医師が、ＩｇＥの結果のみから「アレルギーはありませんね」と誤診してしまうこともしばしばあるぐらいです。

第1章でも述べたとおり、アレルギーとは種々の化学物質などの影響で、免疫が通常反応しなくてもいい身のまわりの物質にも過敏に反応してしまうことです。花粉症やアトピー性皮膚炎の場合、アレルギーを強める働きを持つＴリンパ球の一種が活性化され、その指示によってＢ細胞がＩｇＥを過剰に作り出します。けれども金属アレルギーの場合は、体内にできた「蛋白質＋金属」を免疫中枢が異種蛋白だと認識しても、花粉症やアトピー性皮膚炎のようにＩｇＥの過剰産生という方向には進まず、リンパ球自体がアレルギー反応を増幅させて、その主役を演じます。

ＩｇＥ産生を介するアレルギーを「液性免疫によるアレルギー」と呼びますが、これに対して、金属アレルギーではリンパ球そのものがアレルギー反応を起こすので、こちらは「細胞性免疫によるアレルギー」として区別されます。ですからアトピーなどを合併していない金属アレルギーのみの患者さんの場合、ＩｇＥが低値であることがむしろ、金属だけがアレルギーの原因であるという診断の手助けになることも、専門的に言えばありうるわけです。

さらに前にも述べたとおり、狂った免疫システム下で起こるアレルギー反応は、アレルゲンを撃退することで収束に向かわず、むしろ二次的に増幅され、かゆみやさまざまなタイプの湿疹をひき起こすのでとても厄介なのです。

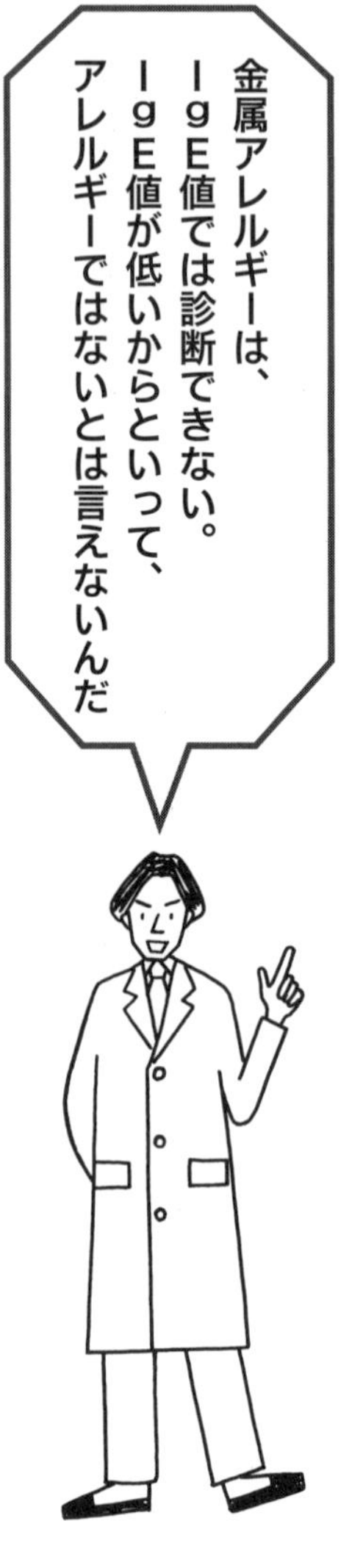
金属アレルギーは、
ＩｇＥ値では診断できない。
ＩｇＥ値が低いからといって、
アレルギーではないとは言えないんだ

◉発症の必要条件は「誘発濃度」

これらの金属アレルギーの反応で特記すべきことは、金属の摂取から発症までのタイムラグが患者さんによってかなりまちまちであるという事実です。なぜなら、たとえ「蛋白質＋金属」の複合体に対して感作（アレルギー）が成立してしまった患者さんでも、皮膚の局所で金属がある程度の濃度（誘発濃度）に達しなければ症状は出ないからです。

このタイムラグが存在することは、軽度の金属アレルギーの患者さんが、仮にパッチテストなどの検査で金属アレルギーのあることがわかっても、すぐにはその診断を受け入れ難い理由にもつながります。

もちろん、金属に対するアレルギー反応が人一倍強ければ、低い濃度でも症状が誘発されます。ちょうど、花粉症の重症度と飛散している花粉の量との関係と同じです。昨日金属冠を入れて、今日から湿疹の症状が出るというのであれば、誰でも診断に納得がいくのでしょうが、実際には5～10年、いいえ、それ以上してから、ある日突然湿疹やかゆみが始まる、というケースのほうが一般的なのです。

これには逆のことも言えます。原因と思われる金属を取り除く治療をした後でも、なかなか症状が取れない患者さんが現実にたくさんいます。金属が誘発濃度以下になるのに通常3～6カ月はかかるのでしばらく辛抱するよう患者さんに説明するのですが、これにもかなりの個人差があり、口腔内にたくさんの金属が長期間にわたって入っていた人ほど、何年にもわたって金属アレルギーの症状が取れずに治療に難渋することもしばしばあります。

反対に、原因金属が取れて間もなくアレルギー症状がなくなる患者さんもたくさんいます。しかし、このような患者さんの場合、口腔内に入っていた金属の本数が少なかったり、その期間が短かったりすることが普通です。

●口腔内金属が溶け出しやすくなる条件

若い頃からピアスなどをして金属に対して感作（アレルギー）が成立している患者さんの口の中に金属を詰めたからといって、即金属アレルギーの症状が出るわけではありません。そうです。もうおわかりかもしれませんが、金属が口腔内で溶け出し、腸管から体内に吸収され、皮膚にやってきて、誘発濃度に達して初めて、金属アレルギーの症状が起こるのです。これには当然、ある程度の時間を要するわけです。

歯科で入れる金属冠や口腔内の針金、入れ歯の金具は、溶け出しにくいように、当初はもちろん表面に工夫がなされています。しかし時間が経つにつれて、さまざまな化学的・物理的要因によって溶け始めるのです。

まずは、口腔内に入る食べものや飲みものによるpH（ペーハー＝酸性・アルカリ性の度合い）の変化が、金属の溶出を左右する最大の要因です。さらに、虫歯や歯周病を起こす細菌が作り出す毒素や酸、プラーク（歯垢《しこう》）の付着によっても、溶出量は増大します。

また、口腔内に2種以上の金属が同時に存在する場合（例えば金と水銀など）、そのイオン化傾向の違いで流れるガルバニー電流と呼ばれる微小電流によっても、溶出が増大することが知られています。序章に書いた私自身の症例で、アルミホイルを噛んだときにビリっときたのはこの電流のせいだと考えられます。

咬合《こうごう》不全（咬み合わせの悪さ）や応力腐食（歯ぎしり）による物理的要因でも、金属の摩耗により溶出量が増加します。

なお最近では、中国産の金属冠の鋳造不備による腐食や溶出の増大がニュースを賑わせていますが、これらも我が国での金属アレルギーの増加に深く関わっています。

◉口腔内の衛生状態も重要

皆さんは、口腔内の衛生状態が、体のさまざまな疾患と関連していることを知っていますか？　歯垢や歯石などが一般的によく知られている口腔内の汚れですが、皮膚科医を長年やっていると、皮膚病のひどい患者さんほど口臭がきつく、口の中が汚れていることにしばしば気づかされます。

口腔内の衛生状態と言っても、いろいろな要素があります。喫煙、歯槽膿漏、歯周病、虫歯、扁桃炎、舌カンジダ症、歯科金属、義歯やその金具の腐食などなど、口の中を汚染する因子は数多く存在するのです。また、蓄膿症や副鼻腔炎などの鼻腔内の症状も、口腔内に同様の影響を与えます。

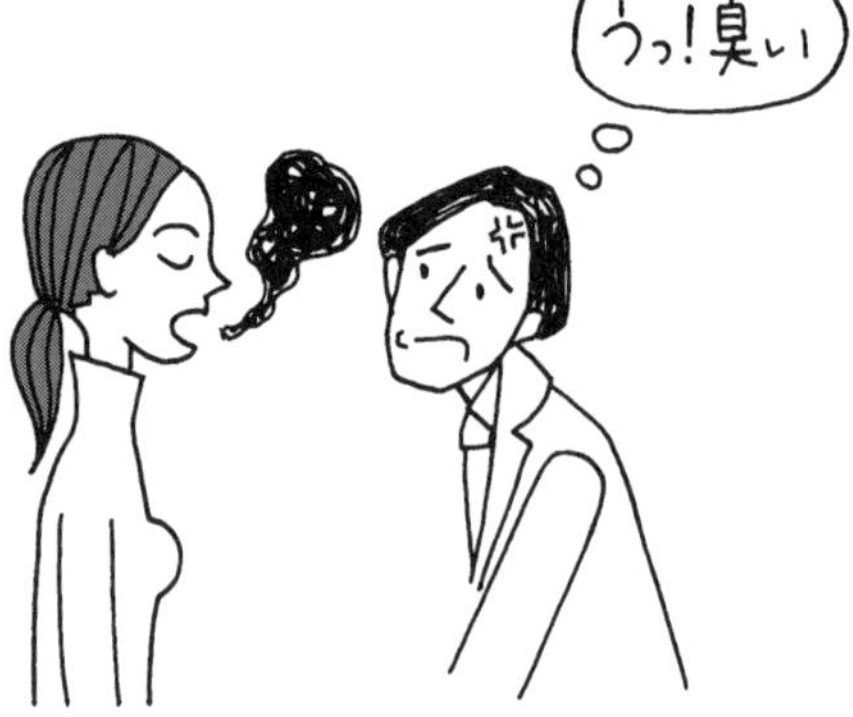

口臭と皮膚病には深い関係が……?!

これらすべてと皮膚病の因果関係が証明されているわけではありませんが、経験から言えば、口臭のきつい方は皮膚病を起こしやすく、さらに皮膚病が治りにくい傾向があります。ですから、私が皮膚のアレルギー性疾患を疑った場合、日常診療において必ず口腔内をチェックする習慣がついたのは当然のことかもしれません。

ちなみに、口腔内の衛生状態が関与する疾患は、皮膚科領域だけではありません。高齢者では口腔内の細菌を誤嚥《ごえん》（間違って飲み込んでしまうこと）して肺炎を併発したり、歯肉や扁桃腺に細菌が繁殖したことがきっかけで心臓病（心内膜炎など）を起こしたりすることも知られています。

その他にも、飲み込んで胃に入ってしまった歯周病菌が、ピロリ菌（ヘリコバクターピロリ）の働きを強化して胃潰瘍《いかいよう》や胃癌を誘発したり、血液中に取り込まれた結果、血管壁を厚くして動脈硬化を促進したり、インシュリンの感受性を弱めて糖尿病を悪化させたり、骨を溶かして骨粗鬆症《こつそしょうしょう》を起こしたりと、口腔内に増殖する細菌は健康を害する「悪さ」ばかりするのです。

さらに、後天性免疫不全症候群（AIDS《エイズ》）という深刻な病気については皆さんもご存じだと思いますが、口腔内の衛生状態の悪い場合はＡＩＤＳも進行しやすく、重篤化しやすいという臨床データもあります。

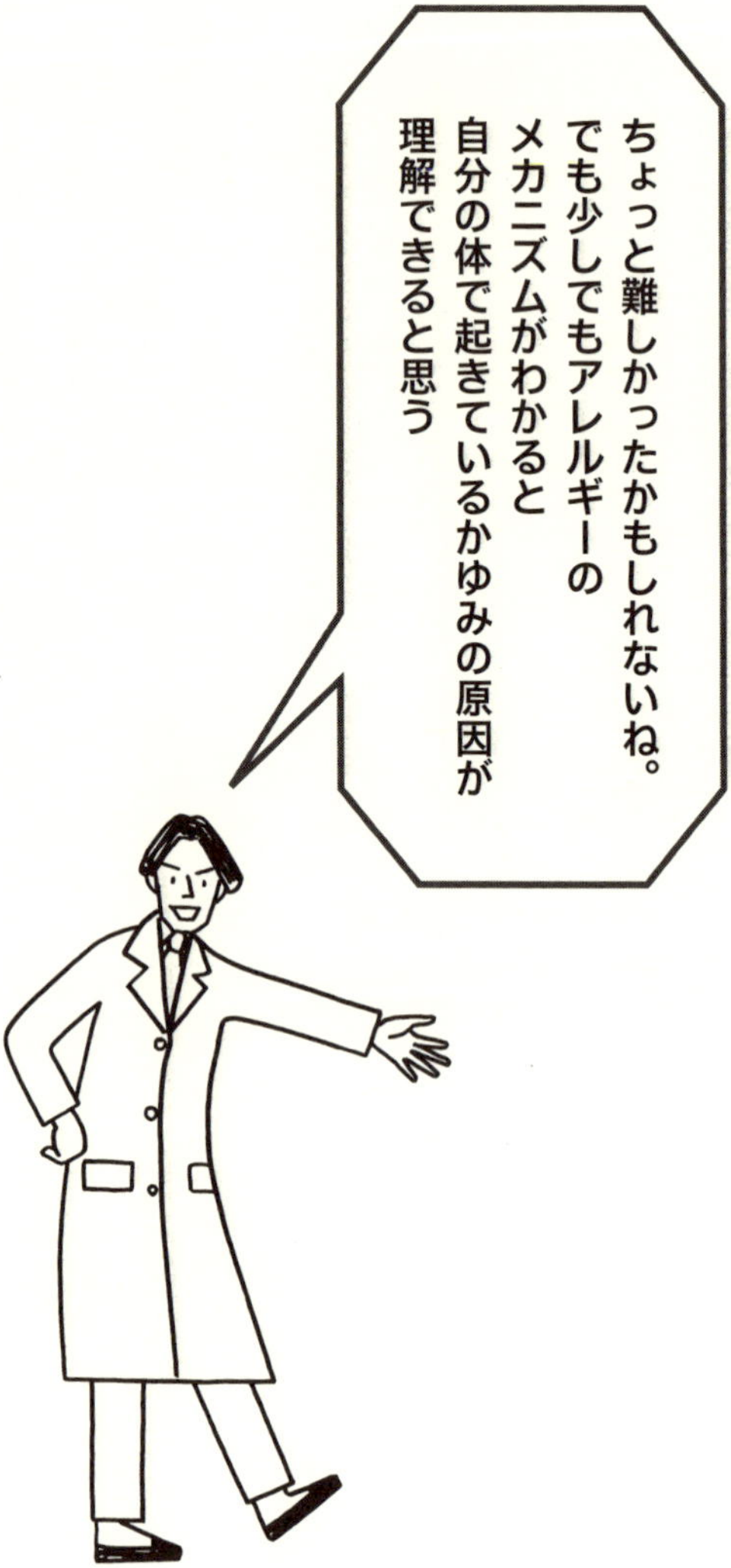
ちょっと難しかったかもしれないね。
でも少しでもアレルギーの
メカニズムがわかると
自分の体で起きているかゆみの原因が
理解できると思う

第3章

「現代社会」が患者を増やしている

なぜ最近になって増えたのか？

●環境の変化がアレルギーを起こしやすくする

第1章で「アレルギーとは何か」「どういう現象なのか」、第2章では「どのようなメカニズムで発症するのか」について詳しく述べましたが、ここでは近年患者さんが増えてきた背景について考えてみましょう。

現代人、特に都会に暮らす人々の免疫システムが、大気や水道水、食物に含まれる種々の化学物質の影響で狂ってしまっていることは前にも述べました。

工場などから排出される産業廃棄物や窒素酸化物、車のディーゼルエンジンから出る微粒子や硫黄酸化物などは、近年の環境に対する取り組みやさまざまな規制の強化により、かつての高度経済成長期に比べると幾分改善は見られます。しかし、それ以前に比べれば、まだまだ現代の大都市近郊にはこれらの環境汚染物質がかなりの高レベルで存在することは否定できません。

しかも、我々がこの数十年にわたって都会の空気から吸収してきた化学物質による被害のうちで、喘息《ぜんそく》など今現在症状が認められているものは氷山のほんの一角にすぎないのです。もっと重大な、生体の免疫システムの変調という形で蓄えられてしまった負の遺産は、すぐに取り除くことができないばかりか、今後のアレルギー発症という形で将来の我々、ひいては我々の子孫の生活に影を落とすのです。

また、意外にも軽視されているのが、大都市近郊の水道水に含まれる消毒薬の量です。消毒薬は山奥の町や村の水道にはほとんど含まれておらず、水道が不要なくらいきれいな湧水や井戸水が得られる地域ではまったく問題にはなりませんが、大都市近郊には、水道水にかなりの量の消毒薬が添加されている地域が数多く存在します。それは高濃度の塩素などを用いて消毒をしないと、細菌など病原体の繁殖が止められず、水道水としての基準を満たさないからです。こういう消毒薬が、飲用水として経口的に吸収されるのはもちろん、毎日の入浴やシャワーの水からも少量ずつ経皮的に吸収され、我々の免疫システムを攪乱していることも忘れてはなりません。

◉薬だらけの食べものはアレルギー発症の大きな原因

近年の食生活を、いま一度見直してみてください。外食、ファストフード、インスタント食品、レトルト食品、コンビニ弁当など、食事を手軽にすませるにはますます便利になる一方ですが、その便利さの陰では何が起きているでしょう。賞味期限改竄《かいざん》や食品偽装などが後を絶たないことはご存じのとおりです。

賞味期限を長くするためには、保存料をはじめとする薬品の添加を増やすことは自明の理です。また、おいしそうに見せるため、お菓子や飲みものはもちろん、お刺身やお総菜にさえ発色剤や乳化剤などの薬品が大量に添加されています。しかも、景気低迷やデフレの影響などから、原料の質を落とした食物も多く出回っていることを忘れてはなりません。その中には高濃度の農薬や使用禁止の薬剤が含まれる海外からの輸入品を材料としているものも少なくありません。

夫婦共働き家庭が増える一方、残業時間が減るわけではないという労働環境で、食事を自分たちで作る時間さえ削らざるを得ない状況を背景に、以前にも増してファストフード、インスタント食品、レトルト食品など、化学薬品を多量に含む食物がより口に入りやすい状況になっているのです。この状況が、特に伸び盛りで、免疫の成長も著しい子どもたちの食生活を直撃していることを考えると、背筋が寒くなるのは私だけでしょうか。

これらの化学物質は、前述した免疫の中枢であるＴ細胞の働きを狂わせます。

ちょっと難しい話になりますが、ここで免疫をつかさどるＴ細胞について、もう少し詳しくお話ししておきましょう。第1章（29ページ）の正常な免疫反応の説明で述べた「キラーＴ細胞」や「細胞障害性Ｔ細胞」の他に、体内には「ヘルパーＴ細胞」と呼ばれるＴ細胞があります。ヘルパーＴ細胞はさらに「Ｔｈ《ティーエイチ》１」と「Ｔｈ２」という、免疫における司令塔ともいえる2種類のＴ細胞からなり、この２つがバランスを保ちながら存在しています。これらはお互いを牽制しながらも、Ｔｈ１細胞がＴｈ２細胞に対してやや優位な状態で免疫全体のバランスを保っています。

では、我々の周囲にあふれる化学物質がこれらに作用すると、どのようなことが起こるでしょうか？　Ｔｈ１細胞というのは通常の免疫反応を統括する司令官で、Ｔｈ２細胞はアレルギー反応担当の司令官にたとえることができます。前述の化学物質はＴｈ１細胞よりむしろＴｈ２細胞を活性化させてしまうことが知られており、これらの作用により正常の免疫バランスが崩れ、Ｔｈ２細胞優位に陥ります。すると本来は外敵として免疫が反応しないはずの「蛋白質＋金属」という、生体にまったく危害を加えるものではない分子に対しても、アレルギー反応を起こしてしまうのです。

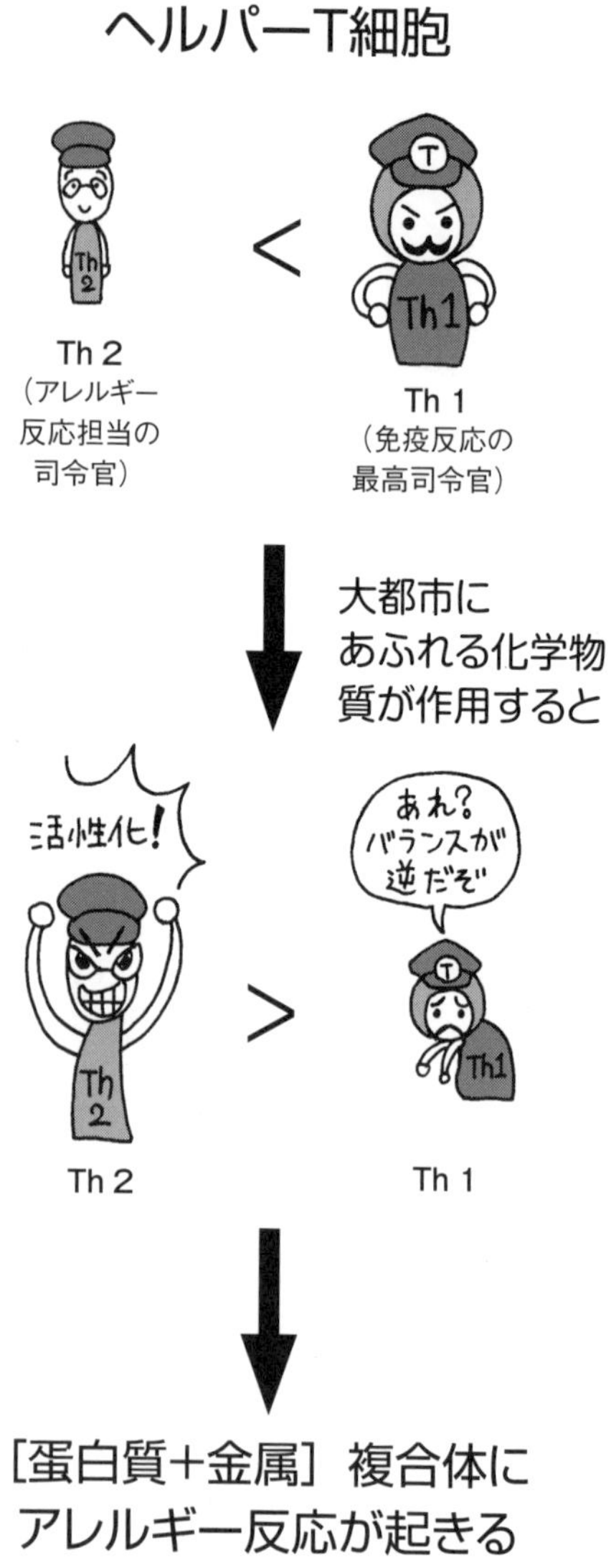

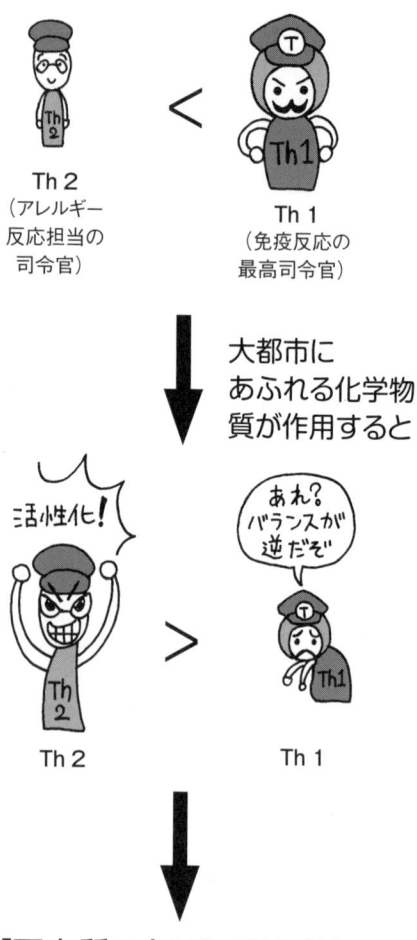

ヘルパーT細胞
Th 2
（アレルギー反応担当の司令官）
Th 1
（免疫反応の最高司令官）
大都市にあふれる化学物質が作用すると
活性化！
あれ？バランスが逆だぞ
Th 2
Th 1
［蛋白質＋金属］複合体にアレルギー反応が起きる

◉その他にもアレルギーを起こす物質がいっぱい

アレルギーを起こす原因物質はそれだけでしょうか？　いいえ、他にも免疫を狂わせるものが現代にはたくさん存在します。

例えば、身のまわりにある金や水銀、アルミニウムなどの金属は、それ自体に「アジュバンド作用」というアレルゲンを増強する作用があるため、それに反応するT細胞やB細胞の活性を高め、結果としてアレルギー反応をより強くしてしまいます。

さらに、スズという金属（ＴＢＴ＝トリブチルスズ：次項「どんな金属が関係するのか？」で詳述）には、「内分泌撹乱物質」といってＴｈ２細胞の活性を上げ、アレルギーを起こしやすくする働きがあります。

近頃あまり聞かれなくなったダイオキシンなどの環境ホルモン(環境中の内分泌攪乱物質)も、生体の内分泌系・免疫系を狂わせ、アレルギー反応を起きやすくさせることが知られています。

◉ストレスも免疫機能の大敵

インターネットに代表されるＩＴ技術によって、どれほど人々の心身を蝕むストレスが増えているか、皆さんはどのぐらい認識していますか？

携帯電話を小学生までが持つ時代、ＩＴ技術はますます発達し、インターネットのサイトはどこにいてもすぐに見られます。では、これとストレスがどう関係するのでしょう？　便利でいいじゃないかと思われる方も意外に多いと思います。でも、本当にそれだけでしょうか？

40年前だったら、会社や学校から帰宅すれば（そこにはテレビぐらいあったでしょうが）、中心には家族だんらんの誰にも邪魔されない夕食の食卓がありました。でも今は、そんな最中でもお構いなしに携帯電話が鳴り、最新の情報が次々に入り込んできます。つまり、とても便利になった反面、その日に知らなくていい情報までが得られるようになってしまったのです。例えばお父さんは、今日の仕事の成果をその日のうちに上司に追及され、そのために明日の仕事について悩むことになり、その晩の眠りも浅くなってしまいます。お母さんも携帯電話に出なければ、聞かずにすんだ人の噂話を無理やり聞かされ、いらぬ不安に苛《さいな》まれます。お姉さんは、さっきどうして電話に出なかったのかと彼氏に問いただされケンカになるなど、昔ではありえないようなストレスを被っているのです。

このように、技術の進歩に伴ってますますストレスが増大するという皮肉な現象は、あちこちに見られます。

そんなストレスは、やはり免疫を狂わせることが知られています。ストレスは皮膚のかゆみを増大させ、Th2細胞の活性を上げ、アレルギーを起こしやすくするのです。

●きれい好きの日本人と洗浄料の進化

洗浄料の進化によって、皮膚バリア機能が低下していることも大きな問題です。

かつてはほとんどの家庭に風呂などなく、週に2、3回銭湯に通い、溶けない固形せっけんを手ぬぐいに何とか擦り込んでは体をごしごし洗い、垢すりをしていました。背中を流し合うなんて、昭和の銭湯でのほほえましい光景でした。

でも今や、どの家庭にも浴室は完備、毎日お風呂に入れる時代です。ボディソープや液体洗浄料なども、界面活性剤たっぷりで、とても汚れ落ちの良い製品が多用されています。このようなものを使って昔の習慣のまま体をごしごししたら、いったい何が起きると思いますか？　そうです。皮膚の垢ならぬ、皮膚のバリアを担う皮膚表面の角質層に存在する大事な構造脂質までも奪われているのです。

さらに、夏にはクーラー、冬はヒーターというエアコン頼みの環境で皮膚の乾燥が進み、リンパ球よりも何万倍も外的刺激に対して鋭敏な、皮膚の樹枝状細胞である「ランゲルハンス細胞」がむき出しに近い状態になっています。そこに金属を含むアレルゲンが汗管や毛穴で誘発濃度に達すれば、金属アレルギーは昔に比べやすやすと起きてしまうというわけです。

●それでも口腔内金属はいまだ増加の一途

日本の歯科医療は目覚ましく進歩してきました。義歯技術、歯列矯正、インプラント、ホワイトニング、審美歯科……。

けれどもその一方で、あまり進歩してない面もあります。それは、歯科保険診療です。保険による虫歯の治療は、何十年も前からちっとも進歩していません。削って金属を詰める、もっ

皮膚の断面図

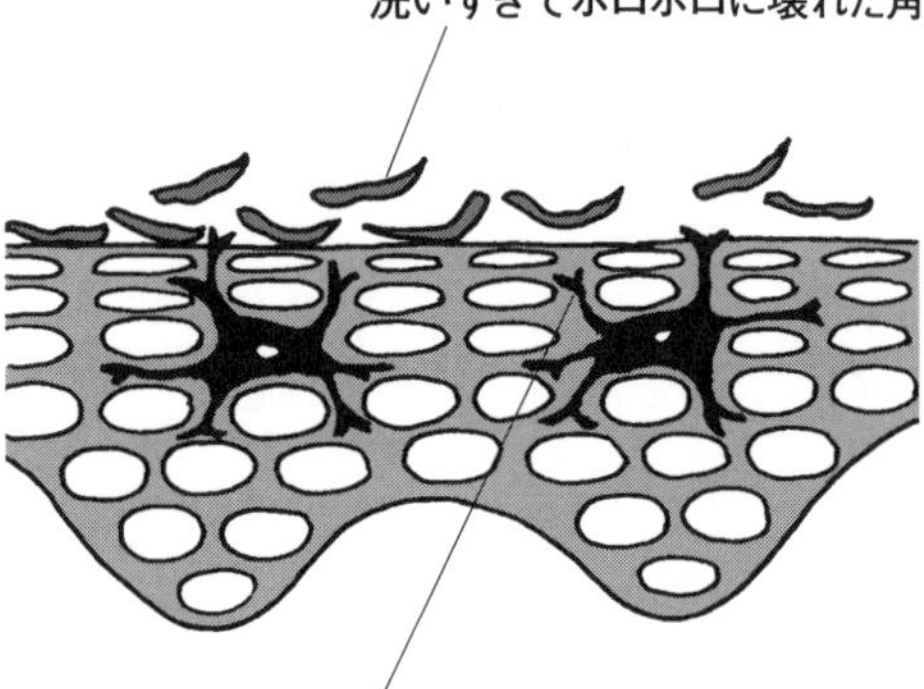
洗いすぎてボロボロに壊れた角質層
むき出しになったランゲルハンス細胞

と削って金属をかぶせる、もう使えないとなれば抜歯して、隣の歯とブリッジをかける、それでもダメならインプラント……。

何が問題なのでしょう？　もうお気づきですよね。そう、金属です。

たしかに細工はしやすい、丈夫で長持ち、噛むときの硬さもちょうどいい。金属は歯科材料としてはおあつらえ向きの物質です。ただしアレルギーを起こさなければ……。値段もセラミックなどに比べれば断然安い。医療保険が金属を第1選択として治療を進めなさいというのは、現行の財源不足の医療保険においてまったく正しい。ただし金属アレルギーのない人には、という条件付きです。

ですから利点は承知で、あえてここで断言します。これだけの環境の変化、食事の変化、免疫攪乱物質の増加を伴う現代では、セラミックを含む非金属の歯科材料を認めていかなければ、歯科金属アレルギーに苦しむ患者さんは増える一方です。

もちろん全員がアレルギーを起こすわけではないのですから、セラミックをすべての虫歯治療の第1選択にする必要はありません。しかし日本における近年の金属アレルギーの増加は、歯科医療行政にその責任の一端があるのです。

国民皆《かい》保険制度は、虫歯になっても「保険があるからいいや」という安易な考えを引き起こし、歯磨き指導など幼少時からの虫歯予防も欧米諸国と比べ圧倒的に遅れた結果、保険医療のカバーする金属材料の使用過多を生じさせました。この矛盾した社会構造が、取り返しがつかないほどの金属アレルギーを生み出しているのです。

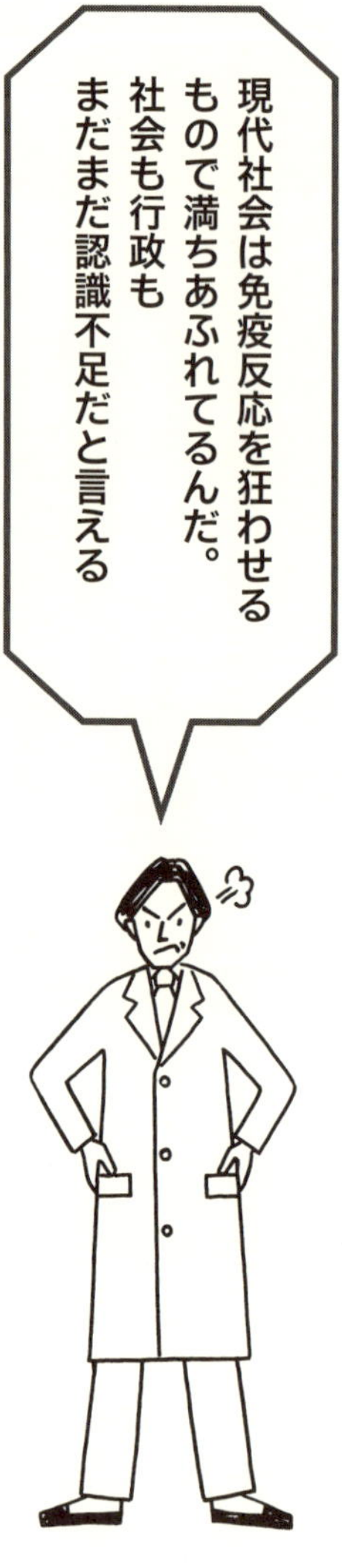
現代社会は免疫反応を狂わせるもので満ちあふれてるんだ。
社会も行政も
まだまだ認識不足だと言える

どんな金属が関係するのか？

●増えると困る金属、足りないと困る金属

第1章で見てきたように、金属は私たちの周囲に単なる構造物として存在するだけではありません。私たちの体の構成成分として存在しているほか、体内での化学反応にも深く関係しています。

簡単に言えば、フリーの金属、つまり蛋白質と結合していない陽イオンとしての金属が体内で増えすぎると、アレルギーが起きやすくなります。その反対に、生体に必須の金属が不足すると、さまざまな症状が出現します。

数多い金属の中でも、特にアレルギーと関係するものを次にまとめました。

◉日常生活で最も身近な「ニッケル」

ニッケルは我々の日常生活の中で最も頻繁に用いられる金属です。

そのため最も感作が起きやすく、ＥＵ圏では法律により使用が制限されているほどです。残念ながら、日本ではその法制化が遅れており、野放しになっているのが現状です。近年の論文によれば、幼少時からニッケルに接触する機会が多いほど、後になって金属アレルギーを起こしやすいと言われています。若い頃からピアスをしたり幼少時から歯科矯正をしたりすると感作を早めることは先にも述べたとおりですが、これらの引き金を引くのが身のまわりに最も多い金属であるニッケルなのです。

身のまわりを見回すと、ニッケルはありとあらゆるところに存在します。50円・100円硬貨、食器、調理器具、携帯電話、針金、化粧道具、装飾品、染料、チョコレートや海藻、大豆などの食品、コーヒーや紅茶、緑茶やウーロン茶などの飲料……。職業では金属の道具を使うことの多い美容師、理容師、メッキ工などの電気工業、電気機器の製作に携わる人、食器や食材をさわる調理師、陶磁器などを使う仕事、そして手袋などを含めたゴムをさわる医師や歯科医師も接触機会が多く、感作されやすい仕事と言えます。さらにニッケルは、次項で述べるクロムと交差反応（金属の性質が似ているために、ニッケルアレルギーを持つ人の多くはクロムに対してもアレルギーを持ってしまうこと）をすることが知られており、感作されてしまうと非常に厄介な金属です。

体内に取り込まれたニッケルの大部分は便中に排泄されますが、10％ほどは汗の中に排泄されるため、しばしば汗腺の多い指や手のひらに小水疱を伴う治りにくい慢性の湿疹を起こします。

こんなに身近なものに、
ニッケルは含まれているんだ

◉ニッケルと似た症状を起こす「クロム」

クロムもまた、さまざまなものに含まれています。ドアノブなどのメッキ、オフセット印刷、塗装などの染料、なめし皮、セメント、レンガやタイル、(ニッケルとともに) 針金にも含まれます。ですから、左官や大工、精錬メッキ工、印刷業、革製品の加工職人、塗装職人、溶接工など、さまざまな職業の人に接触機会が多くあります。

また、いろいろな食物中にも含まれています。例えば、アサリ、シジミ、ひじき、ワカメ、海苔、ホタテなどの魚介類、牛肉やレバーなどの肉類、キャベツやほうれん草などの野菜類、その他、大豆や小麦麦芽などにも含まれています。

クロムによるアレルギー症状はニッケルと類似しており、手足の難治性の湿疹のほか、湿疹やかゆみを体のあらゆる部位にきたします。

◉皮膚癌の危険もある「コバルト」

コバルトもガラスやレンガ、陶磁器や印刷などに頻用されます。また、インゲンやウナギなど、いろいろな食物中にも含まれています。

コバルトによるアレルギーは、ニッケルやクロムと同様に、手足の難治性の湿疹をはじめとしたかゆみを生じさせますが、それ以外にも口腔内に扁平苔癬《へんぺいたいせん》（治りにくい慢性湿疹の一種）や白板症と呼ばれる前癌状態、さらに有棘《ゆうきょく》細胞癌（皮膚癌の一種）などを起こすことがあるのが特徴です。

◉歯科治療に最もよく使われる「パラジウム」

前にも述べたとおり、パラジウムはインジウムやイリジウムとともに歯科用として最も汎用される金属で、医療保険が適用される歯科金属の80％以上を占めています。虫歯で歯医者に行って普通に保険を使って治療した場合には、「金銀パラジウム合金」を補綴《ほてつ》するのが一般的で、その大部分はパラジウムです。

最近の統計では、日本の人口の約5～10％がパラジウムにアレルギーがあり、女性にやや多い傾

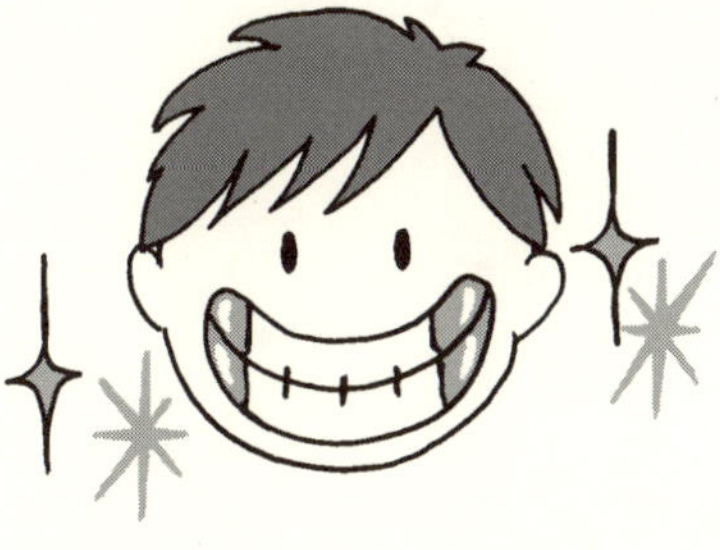

口の中で銀色にキラッと光るパラジウムは、保険適用の診療でよく使われるんだ

向があります。

さらに厄介なことに、パラジウム陽性患者の約90％は、ニッケルにもアレルギーを持つことが報告されています。

●環境ホルモンとして働く「スズ」

スズは銀色に見える安いメッキの素材としてよく知られています。ところが「トリブチルスズ（ＴＢＴ）」という有機物と結合したスズは、女性ホルモン様《よう》の作用（女性ホルモンに似た働きをすること）があり、これは環境ホルモン（内分泌攪乱物質）としても知られています。ＴＢＴのような特殊な化合物の多い環境で生きていると、肉体が女性化して胸が大きくなったり、陰萎《いんい》（勃起不全）を起こしたりします。

ＴＢＴはさらに、アレルギー反応の中核をなす化学伝達物質である「インターロイン10」を誘導し、前項で述べたＴｈ１細胞の活性を抑制し、逆にＴｈ２細胞の働きを強めるため、アレルギーを起こしやすくしてしまいます。

とはいえ、少なすぎてはさまざまな欠乏症状を起こすため、通常の食事による適量摂取が望ましいとされています。

●体に必須の「セレン」

セレンはカツオ、イワシ、牡蠣《かき》、玄米などに含まれています。

私たちの体内には活性酸素の脅威を緩和する抗酸化物質がいくつもありますが、セレンはその一つであるグルタチオンを合成する「グルタチオン合成酵素」の活性化に不可欠な金属です。

また、セレンが欠乏するとTh2細胞の活性を増強させるため、アレルギーを起こしやすくなることが知られています。

セレンはそれ自体がアレルギーを起こすというよりも、必要不可欠の金属です。欠乏症と中毒症（摂り過ぎによる症状）の間が狭い、言い替えると安全域の少ない金属なので、通常の食物摂取で十分であり、サプリメントなどでの摂取はむしろ危険だと言えます。

●欠乏するとアレルギーを起こしやすい「亜鉛」

亜鉛は牡蠣《かき》、レバー、チーズ、ウナギ、卵黄などに多く含まれています。

生体内でさまざまな免疫細胞の活性化、細胞内シグナルの伝達、遺伝子の転写などに不可欠なため、欠乏するとリンパ球の機能に障害が生じます。

欠乏することで、Ｔｈ２細胞の活性には変化をきたしませんが、Ｔｈ１細胞の活性を低下させ、さらに自然免疫で重要な働きをするＮＫ細胞の活性も低下させてしまうため、相対的にやはりＴｈ２が優位となり、アレルギーが起きやすくなります。アトピー性皮膚炎の患者さんの中に亜鉛欠乏症がしばしば見られることも、これと関係があるのでしょう。

また、理由はわかりませんが、ＡＩＤＳ《エイズ》でも亜鉛が減少する患者さんが多くいます。亜鉛が生命維持にとって不可欠な金属と言われるゆえんです。

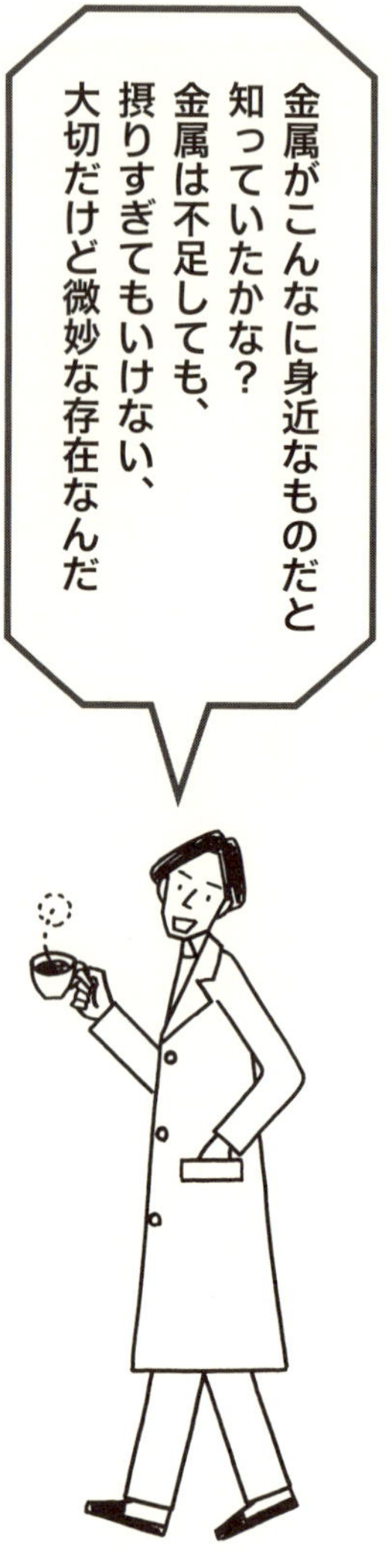
金属がこんなに身近なものだと
知っていたかな？
金属は不足しても、
摂りすぎてもいけない、
大切だけど微妙な存在なんだ

第4章

「検査」と「治療方法」を知っておこう

「金属アレルギー」を疑ったら

●局所性金属アレルギーを疑った場合

まずは、疑わしい金属製品（時計やネックレス、ピアスなど）を身に着けないようにすることで皮膚の症状が改善すれば、それは第1の金属アレルギー、すなわち金属による接触皮膚炎だと診断できます。

ただし、第1章でも述べたように、金属製品によるアレルギーの中にも原因が見つけにくいものがあることを忘れてはいけません。それらは発症した季節や部位、発疹の特徴などと合わせて初めて診断できるので、熟練した皮膚科専門医の受診が必要です。

手法などの詳細はこの後のパッチテストの項で述べますが、金属製品にかぶれやすい人はあらかじめ金属シリーズのパッチテストを受けて、自分に合わない金属を知っておくことも必要です。

◉皮膚科で受ける「血液検査」

皮膚科でも血液検査をすると聞くと、皆さんは驚かれるでしょうか？ もしや血液検査は内科でするもの、皮膚科は軟膏をもらう所、なんて誤解をしていませんか？

実は、内科で行なわれる一般的な血液検査に、アレルギーの検査が含まれていることはむしろ稀です。せいぜいＩｇＥ値を見て、「アレルギーがある」とか「ない」とか言うぐらいでしょう。

私の所には、「内科で血液検査してもらって何も異常はなかったのに、ちっとも治りません」と言って来院される方がたくさんいます。でも、第２章でも述べたとおり、金属アレルギーではＩｇＥ値は高くなりませんから、内科の血液検査では原因が見つからなくても当然なのです。

皮膚科では、もっと詳しく、皮膚のアレルゲンに対する血液検査も行ないます。さらに必要があ

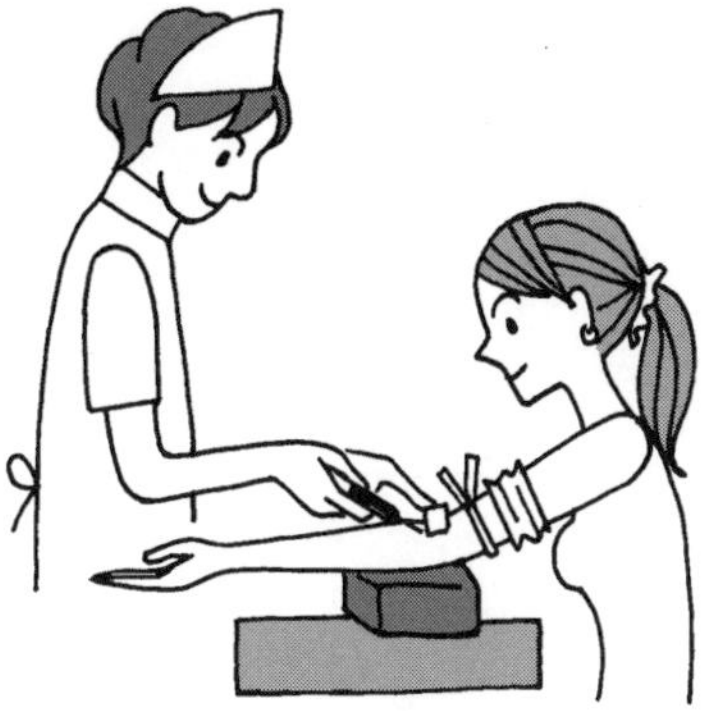

同じ血液検査でも、
皮膚科と内科では内容が違うんだ

れば、この後に述べるさまざまなアレルギー検査も行ないます。皮膚にかゆみを起こすアレルゲンは皮膚科特有のものですから、耳鼻科における鼻炎のアレルギー検査とも、内科における喘息の血液検査とも、（一部共通する項目があるとはいえ）まったく違うものです。

ただし、次のパッチテストを含めて、このように専門的なアレルギー検査のできる皮膚科は、アレルギーに特に精通している施設に限られます。大学病院でも、私の母校のように奇病の研究ばかりしているような所ではアレルギー専門の医師がいないことが多いので、検査すら受けられないことがあります。

ですから、近所に皮膚科があるからと気軽に飛び込むのではなく、「そちらでは金属アレルギーの検査をやっていますか？」と事前に問い合わせるのも、医療機関のチェック方法の一つと言えるでしょう。

●必ず受けるべきは「パッチテスト」

アトピーの合併が疑われる場合には血液検査も必ず行ないますが、金属アレルギーのみが疑われる場合に、まず初めに行なう検査は「パッチテスト」です。

十数種類の金属を溶かした水溶液を、剥がれにくくかぶれにくい特殊な加工を施した絆創膏《ばんそうこう》に一滴ずつ垂らして、背中の中央部に貼ります。48時間後にこの絆創膏を剥がし、表面をよく拭き取り、15分してからこの部分を判定します。該当する金属の溶液を貼った部分のみが丸く発赤《ほっせき》したり、水疱ができたり、ただれたりしていれば、その金属にアレルギーがあると判定されます。48時間後に陽性が出ない場合でも、72時間後、さらに1週間後と、時間が経ってから陽性に出ることもあるので、判定は慎重に行なう必要があります。

パッチテストの問題点は、陽性反応が出れば、その金属にアレルギーがあると即座に判断できる反面、仮に陽性反応が出なかった場合でも、金属アレルギーがないとは言えない、つまりフォール

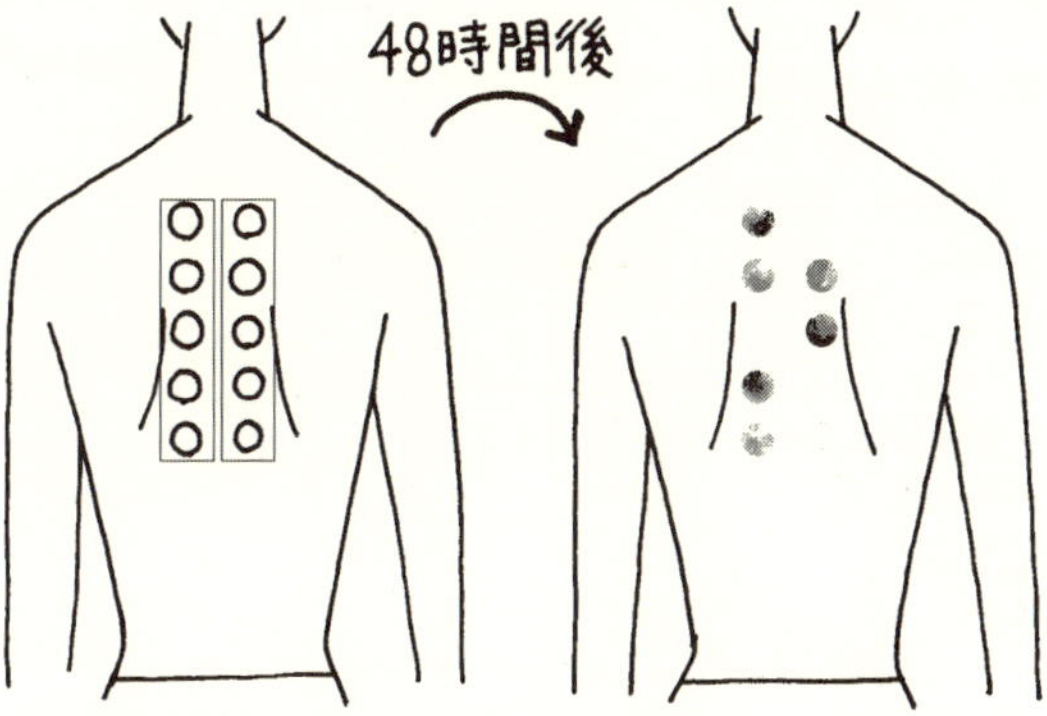

どの金属にアレルギーがあるのかを調べるパッチテスト。
赤くなったり水疱ができたりしたら「陽性」と判定される

ス・ネガティブ（偽陰性）が存在することです。特異性（陽性に出ればそれに間違いないということ）は高いものの、感受性（陽性を見つけ出す検出率）はやや低い検査なのです。

◉わざと症状を誘発させる「チャレンジテスト」

では、診断をさらに確かなものにするにはどうしたらよいのでしょうか？　パッチテストの結果が陰性でも、やはり臨床症状（湿疹やかゆみ）から金属アレルギーが強く疑われる場合、次に行なうべき検査は「チャレンジテスト」と呼ばれます。

これは患者さんに、金属を多く含む大豆のシチューやチョコレートを大量に（通常摂取量の5倍×4日間）食べさせて、かゆみや発疹を誘発させるテストです。これらを摂取した後に皮膚の症状が悪化すれば、金属アレルギーの存在が強く疑われます。

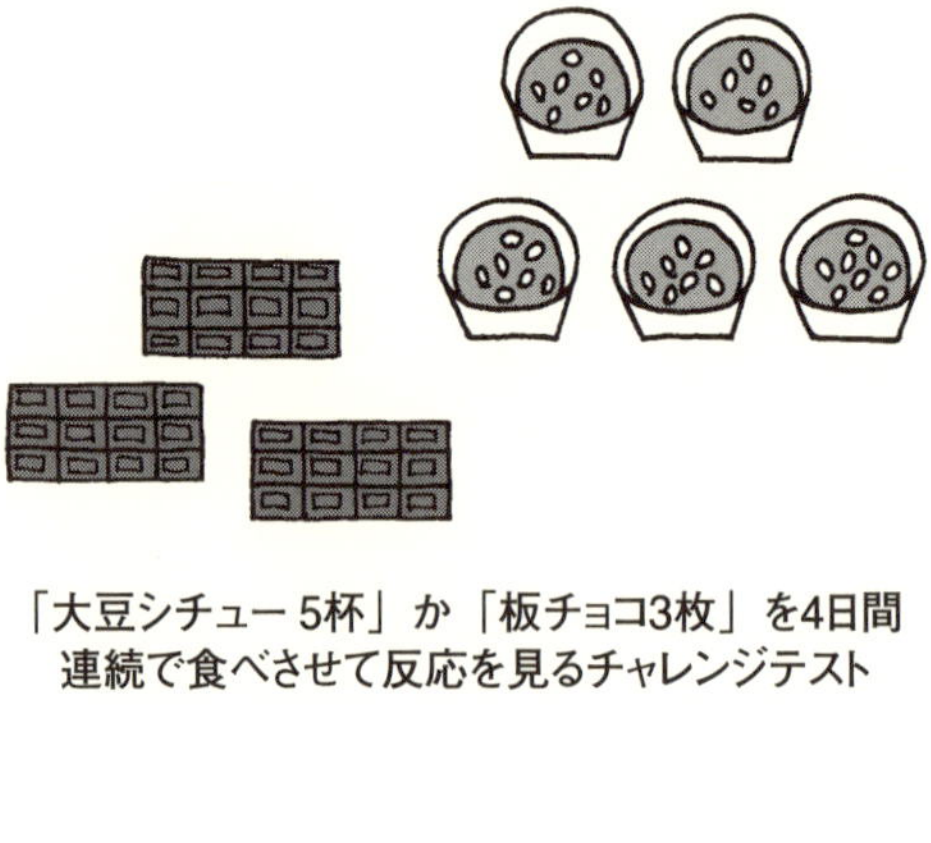

「大豆シチュー 5杯」か「板チョコ3枚」を4日間
連続で食べさせて反応を見るチャレンジテスト

それとは反対に、金属を含む飲みものや食べものを極端に制限することで、かゆみや発疹が改善するかどうかを見るという、金属制限食による「裏チャレンジテスト」が用いられることがあります。

●「フレアーアップ」による診断

なお、金属パッチテストの直後や歯科金属の治療中に、皮膚症状が悪化する（「フレアーアップ」と呼びます）ことから、間接的に金属アレルギーを診断することもできます。

なぜ歯の治療中に症状が悪化するのかと不思議に思われるかもしれませんが、実は金属アレルギーのある患者さんの歯から金属を除去する際に、患者さんが金属の削りかすを飲み込んでしまったり、微量の金属粉が粘膜から吸収されてしまったりすることがしばしばあるのです。そうすると、かえって金属が普段よりも多く体内に取り込まれることになるため、症状が悪化するというわけです。

もちろん、長期間にわたって経過観察することで、金属の除去後、3カ月から6カ月でかゆみや発疹が消えていくのも「治療的診断」だと言えます。

◉試験管の中で調べる「リンパ球幼若《ようじゃく》化試験」

金属アレルギーが疑われる患者さんの血液から、白血球の一種であるリンパ球を取り出して、試験管の中で調べたい金属と混合する非侵襲的《ひしんしゅうてき》検査（患者さんに痛みやストレスを与えない検査）があります。アレルギーが存在すると患者さんのリンパ球の形態に変化が起きることを利用して、アレルギーの有無を調べる方法です。

これは、主に薬疹（薬の副作用で起こる皮膚炎）の原因薬剤を特定するのに用いられます。

ただし、この検査は健康保険が使えず、1検体につき1万円ほどかかるのが難点です。

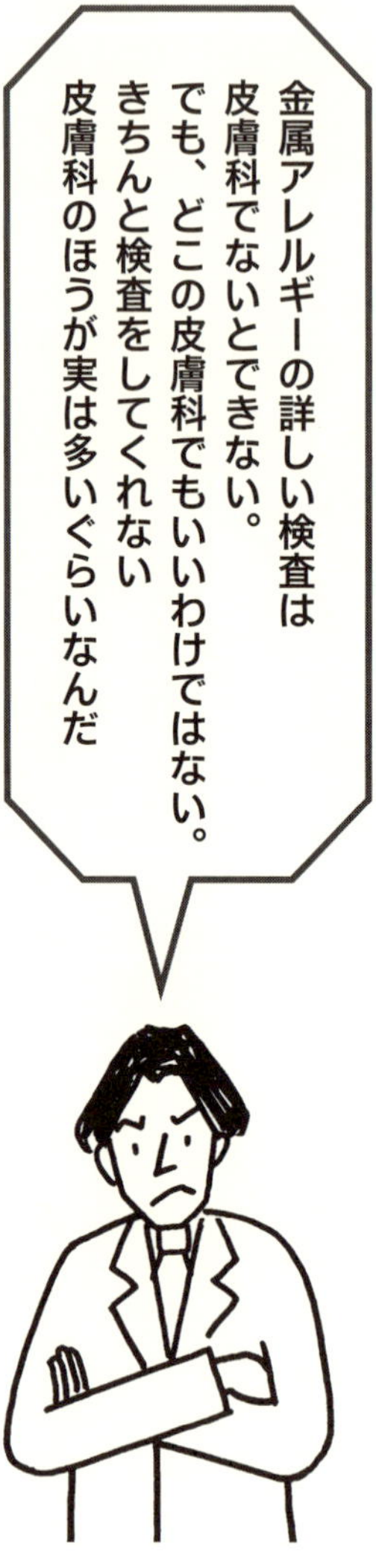
金属アレルギーの詳しい検査は
皮膚科でないとできない。
でも、どこの皮膚科でもいいわけではない。
きちんと検査をしてくれない
皮膚科のほうが実は多いぐらいなんだ

治療法と予防法

●口腔内金属の除去

最も重要な治療法は、これまで何度も述べてきたように、口腔内の原因金属を除去し、代替《だいたい》の素材を入れることです。

ただし、これは患者さんの年齢、症状の強さ、金属歯の本数、生活への影響の大小など、さまざまな要因を考慮したうえで、どこまで除去するかを決定しなくてはならないため、専門医の慎重な判断が必要になります。壊れている金属歯を1本だけ治療するのか、特定の古い歯科合金だけを除くのか、表面から見える金属をすべて取るのか、歯根の金属を含めて口腔内のすべての金属をなくすのか……それぞれの判断は、金属歯の数、種類（充塡物なのか冠なのか入れ歯の金具なのか）、治療に耐える体力はあるかなど、ケースバイケースです。湿疹やかゆみが消失すれば、いったん治療を中止して経過を観察するという方法もしばしばとられます。

欧米では、近年「メタルフリー治療」といって、口腔内に入れた金属をすべて取り除く治療法も推奨されており、今後日本でもこのような対応が望まれます。

●金属摂取の制限

金属アレルギー治療の第一歩は、体内に取り込まれる金属侵入ルートの遮断です。

歯科金属の除去が完了しても症状が改善しない場合、金属を多く含む飲みものや食べものの摂取制限も重要になります。コーヒーやチョコレート、苦いお茶の類《たぐい》をたくさん摂取する習慣のある患者さんに、これらの制限が奏功することはしばしばです。

歯科金属を完全に除去したにもかかわらず、1年以上にわたって金属アレルギーを疑わせ

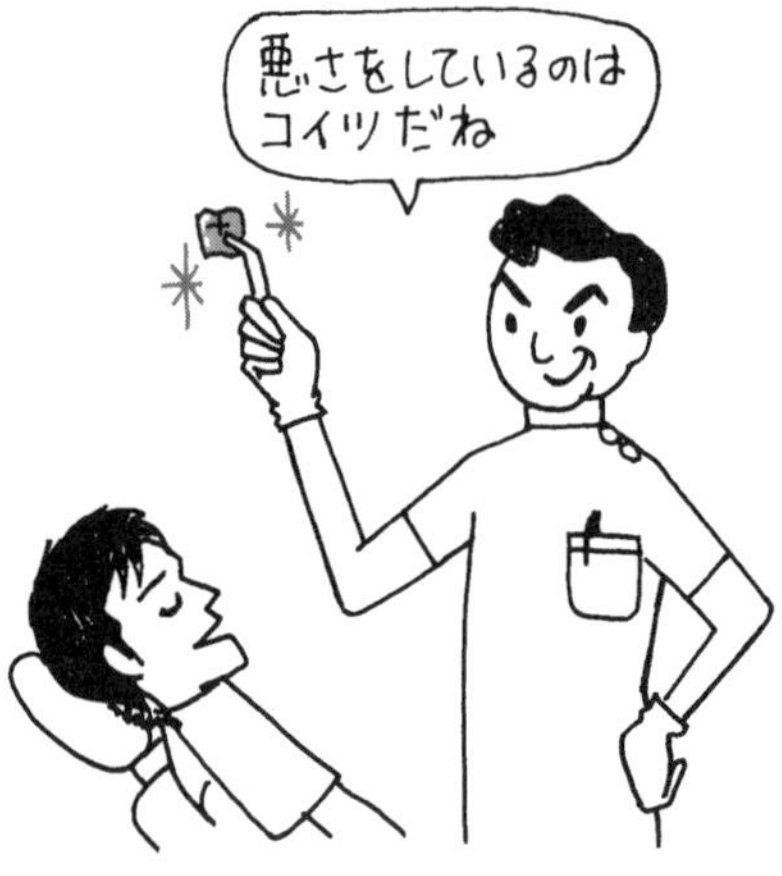

いちばんの治療法は、口の中の金属を取り除くこと

る皮膚症状が消えない場合、自分の嗜好を見直してみることはとても大切です。

◉注意が必要な「キレーション」

金属が原因とわかっていても、金属の摂取がなかなかとめられない場合もあります。そういう場合、第2の選択肢として「キレーション」という方法があります。

例えば、高齢で歯科金属の除去が現実的に難しい症例などでは、根本的な治療ではなく、金属の排泄を促す薬剤を姑息的に用いることも実際には行なわれています。具体的には、体内の金属を吸着して便中や尿中に排泄を促進する「キレート剤」という薬剤を用いる治療法です。一般的には、食物アレルギーの治療薬であるインタール®や、抗生剤として知られるミノマイシン®、その他にもDSCGやEDTAと呼ばれる薬剤などがあります。

実は、これらはちょっと怪しげなデトックスサロンやエステティックサロンで使用されることがあるのですが、副作用が強い薬剤や、取り扱いに注意が必要な薬剤が多いので、必ず主治医に相談してから始めることをお勧めします。

なお、花粉症の治療などで用いられることのある脱感作・減感作療法（アレルゲンを少量ずつ患者さんに投与し続けることでアレルギーを減弱させようとする試み）は、金属アレルギーの治療においては無効です。

◉「金属アレルギービジネス」には要注意

最近では「××歯科金属アレルギー学会」などと名乗る正体不明の団体が、「体内の金属をデトックスしましょう」という触れ込みで「キレーション」を勧めるケースがあります。けれども、このキレーションには、安全性が必ずしも確認されていない薬剤が使われることがあるので、注意が必要です。

十年以上も前に、ステロイドの副作用ばかりを誇大に煽り、不安を感じた患者さんに、高額で正体不明の塗り薬やサプリメント、健康食品などを売りつけた「アトピービジネス」というのがはやりましたが、最近は歯科医集団による「歯科金属アレルギービジネス」とでも言うべき、高額な自費診療を勧める施設がにわかに増えていることに要注意です。

◉日常生活での留意点

「これをすれば金属アレルギーにならない」などという絶対的な予防法はありません。けれども、ネックレスや時計など金属製品でかぶれた既往のある方は、可能な限り金属を身に着けるのを避けてください。

歯科で虫歯を治療する際も、初期なら高額な材料ではなく、非金属の材料で補綴《ほてつ》できることが多いのです。仮に勧められても、安易に金属を入れてもらわないようにしましょう。

第2章でも述べましたが、口腔内の衛生状態が悪いと金属を溶けやすくし、さらにアレルギー症状も悪化させます。食事のたびのこまめな歯磨きなどがそれを予防することは言うまでもありません。したくても歯科金属の除去ができない高齢者や、どうしても金属による歯科矯正が必要な小児などの場合に、こまめな歯磨きはある程度有効な手段だと言えます。

また、喫煙習慣や慢性扁桃炎のある方は、禁煙やうがいなども有効です。

◉金属アレルギーの治療は本当に厄介

これまで述べてきたとおり、近年の日本人の口の中には非常に多くの金属が見られます。かつては金で縁取った前歯やキラキラと金色に光る奥歯が金満日本人の象徴などと言われた時代もありましたが、金属アレルギーが多くなった現代ではそんなことを言って笑ってはいられなくなりました。実際、日常の診療で見つける金属のアレルギーの患者数の多さと治療の困難さは、筆舌に尽くしがたいものがあります。

一度アレルギーを起こしてしまうと、歯科金属は持続的に溶け出し、腸管のリンパ組織を刺激し続けるため、取り除くしか治療法がないのが現状です。ですから、歯科金属がたくさんある金属アレルギーの患者さんの治療は困難を極めるのです。全部抜いて総入れ歯にする必要があるか？　ステロイドの内服までさせて我慢するほうがいいのか？　皮膚アレルギーの専門医ですら迷うことが少なくありません。さらに歯科の保険適用範囲は狭く、経済的な負担がさらに治療の困難さに拍車をかけるのです。

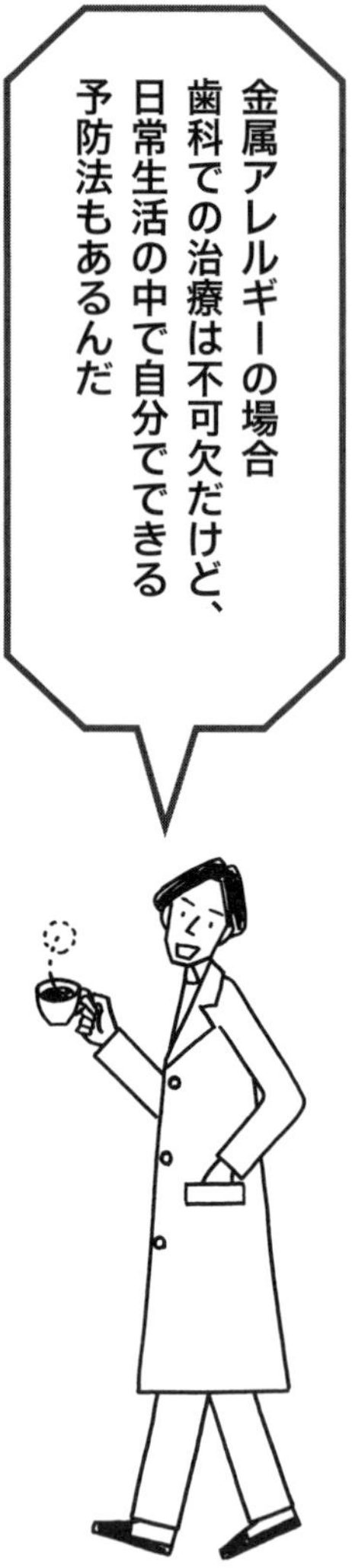
金属アレルギーの場合
歯科での治療は不可欠だけど、
日常生活の中で自分でできる
予防法もあるんだ

第5章

金属アレルギー診察室

トランペットでかぶれた10歳の少年

半年ほど前から口の周りだけがかゆくなるという10歳の少年が、お母さんに連れられてやってきました。

初診時に皮膚をくまなく観察したところ、口の周りだけは赤くかさかさしていましたが、その他の皮膚には何の症状も認めません。唇をなめる癖のある子どもによくできる「唾液《だえき》かぶれ」を疑い、ワセリンのみを処方し、唇をなめないようにと指導しました。

1カ月後、まだ治らないと再びやって来たのですが、お母さん曰く、唇をなめている様子は見かけないとのこと。そこで、子どもには比較的稀なケースですが、ビタミンB_2、B_6の不足による「口唇炎」を念頭において、2種類のビタミン剤を処方しました。そして、また1カ月ほど経過を見たのです。

ところが一向に症状の改善は見られず、むしろ少しずつ悪化していきます。そこで、「何か変わったものが唇に触れる習慣はないか」「特殊なリップクリームなどを塗らないか」などと尋ねてみました。すると、そういえば吹奏楽団に入った頃から、唇に時々かゆみを覚えるようになった気がする、とお母さんは言います。もしやと思い、演奏している楽器の種類を聞いてみました。すると、かっこいいからと自分から進んでトランペットを希望し、毎日練習しているとか。「これはしまった」と思い、すぐに金属シリーズのパッチテストを施行したところ、思ったとおり、コバルト、クロム、ニッケルという、金管楽器に多く使われる金属にすべて陽性を示しました。

せっかく一生懸命練習していたのに、とても気の毒に思いましたが、トランペットの金属が唾液で溶け出して口の周りのかぶれが起きているのだと説明し、他の楽器に替えてもらうように指導しました。すると、口囲のかぶれはたちどころに消え、すぐに外用剤は不要になりました。

夏になると必ずお腹がかゆくなる21歳の女性

ある年の夏、21歳の女子大生が「お臍《へそ》のまわりがかゆい」と言ってやって来ました。毎年6月ぐらいになると必ず、お腹の同じところに湿疹ができるのだそうです。いわゆる「臍ピ」はしていません。高校生の頃にお臍にピアスをあけたところ、かぶれてじゅくじゅくになり、友だちから「金アレ」だから外したほうがいいと言われて以来、臍ピアスは着けていないと言います。

初診時、腹部を観察すると、5×1センチほどの発赤《ほっせき》が見られました。隆起した発疹が横一文字にあり、強いかゆみを訴えます。「いつも、どんなベルトをするの？」と聞くと、「四角くて大きいやつ」と言います。「この形の発疹は典型的なベルトのバックルかぶれだから、金属性じゃないものに替えたほうがいいよ」とアドバイスすると、しぶしぶ「わかりました」と言って帰って行きました。

翌年の7月頃、またお腹の真ん中がかゆいと言って受診しました。「金属性のベルトはやめたの？」と聞くと、「去年はベルトのバックルをプラスチック製に替えたらすぐ治ったから来なかった」とのこと。

腹部の発疹を観察したところ、今度はお臍の真下に丸い隆起性の紅斑を認めました。そこで、「そのGパンの裏側を見せてごらん」と言って、ファスナーの上のボタンをひっくり返してみると、やっぱり……。「ほら、金属のボタンのこの部分が汗で溶け出して、金属アレルギーを起こしているんだよ。シャツをGパンの中に入れるか、ここに別の布を縫い付けて覆ってごらん」とアドバイスしました。

前回バックルかぶれで治っていることもあり、素直にアドバイスを聞き入れてくれたところ、すぐにかぶれは治癒しました。

左の耳から頬だけがかゆい33歳のサラリーマン

10年以上も前の症例です。待合室で忙しそうにパソコンをいじったり携帯電話で話していたりする（待合室は携帯電話禁止なんですけど……）サラリーマンの男性。名前を呼ぶとそそくさとそれらを片づけながら診察室に入ってきました。

2、3年前から、仕事が忙しくなると左の顔面がかゆくなるといいます。初診時、左の耳から頬にかけて、かゆくてやや隆起する紅斑が数カ所見られました。他のところに発疹はないかと尋ねると、一切ないと答えます。一目見て、アトピー性皮膚炎などではなく、外的な刺激によるかぶれだと診断はつきましたが、紅斑が一部直線的で、分布もやや奇異な感じがしました。「植物をいじったり、湿布薬を貼ったりしていませんか？」と聞きましたが、市販のステロイド軟膏は何度か塗ったけれど、仕事や趣味で特に変わった薬品などには触れないと言います。原因は特定できなかったものの、「外的なかぶれで心配はないけど、原因に心当たりがあったら教えてくださいね」と言って、顔面用の弱いステロイド軟膏と、抗ヒスタミン剤（かゆみ止め）の内服薬を1週間分処方して帰しました。

2カ月ほど経ったある日、再び同様の主訴で来院してきました。名前を呼ぶと、今度は携帯電話で話しながら診察室に入ってきたのです。「いい加減にしろよ。ここは病院だぞ」と内心怒りながらそれを注意しようと思った瞬間、彼が携帯電話を押しあてている部分がまさにかぶれていることに気づきました。ちょっと思い直して「仕事忙しいんだね。いつもそうやって電話ばかりしているの？」と尋ねると、ばつが悪く思ったのか「すみません、切りました。ごめんなさい」と言います。「それだよ、原因は携帯電話！　それ貸してごらん」。没収されるのかと誤解した彼は怪訝そうな顔でこちらを見ていましたが、微笑む僕の顔を見てぽかんとしながらぼろぼろの携帯電話を見せてくれました。手に取ってみると、それは汗で色あせ、表面のコーティングは擦り切れ、金属部分が剥きだしになっていたのです。最近でこそかぶれやすい金属性の携帯電話は減りましたが、以前は結構ありました。

10年前から全身がかゆい50歳男性

10年前から、夏になると手のひらにかゆい小さなぶつぶつができるようになった中年男性。秋になるといつのまにか消えるので気にせず放ったらかしにしていたのですが、その2年後の夏、足の裏にも同じような小さな水疱がたくさん出てきました。奥さんに水虫だとイヤだから病院に行くように勧められ、近所の内科で風邪薬をもらうついでに水虫の塗り薬をもらっては塗っていたのですが、冬になるとまた消えてしまったので、放置していました。

そんなことを毎年繰り返していたのですが、手足の症状は年々悪化し、冬になっても消えなくなってきたので、近くの皮膚科を受診しました。ぱっと見ただけで「手も足も水虫ですね」と言われて抗真菌剤を処方されたので、それを塗り続けていたのですが、次第に腕、すね、太ももなどにもかゆいしこりになるぶつぶつが広がっていきました。

どんどん悪くなるので別の皮膚科に行ったところ、「自家感作性皮膚炎だね」と診断されました。ステロイドの外用剤と抗ヒスタミン剤（かゆみ止め）の内服薬をもらい、その後一時的に軽快しました。けれども薬が切れるとまたかゆくなるので、また同じ薬をもらいに皮膚科に通い、その後2年ほど薬を継続していたのですが、湿疹はひどくなるばかり。お腹や背中にも赤い斑点や大豆くらいの大きさのしこりが増えてきました。

夜も眠れないうえ、「内臓が悪いんじゃないか」「もしかしたらエイズじゃないか」と今度は同僚に脅かされたので、検査をしてもらいに大学病院の内科を受診しました。血液検査から全身のＣＴまで撮ったのですが、いずれも異常なし。ＩｇＥ値も正常値だったため「アレルギーでもない」と言われました。「じゃあ、いったい何なんですか？」と聞いたところ、「よくわからない」からと同じ大学病院の皮膚科に回されました。

皮膚科の教授に診察してもらったところ、内科の検査データを見ながら「う〜ん、これは自家感作性皮膚炎だね。この病気は原因がよくわからないのが特徴なんです。一生治りませんね」と言われ、ステロイドの内服薬と外用剤の両方を処方されて帰されました。ステロイド剤を飲むと一時的にかゆみは収まり、夜も眠れるようになったので、一安心しました。

けれどもだんだん内服のステロイド剤は効かなくなり、最初は1日2錠だったのが次第に4錠、6錠と増えていきました。周囲の人から「ステロイドは危険だからやめたほうがいい」と言われ、調子の良い時には飲むのをやめたりもしましたが、2日も経つとかゆみが前以上に悪化するため、また内服を再開するなど、やめたり飲んだりを1年ほど繰り返しました。

たまたま彼の上司が僕の患者さんで、「一度、菊池先生のところに行って相談しなさい」と助言されてやってきたわけです。初診時、長期にわたるステロイドの外用のせいもあって、全身の皮膚は完膚無きまでに潮紅し、たとえは悪いのですが、恐竜の肌のようにでこぼことしたしこりで覆われ、診察中も僕の目の前で皮膚を掻き続け、Yシャツは血だらけでした。

まず発疹の分布を確認した後で口の中を見てみると、金属冠が10本ほど入っており、煙草も吸っていたため、口臭が強く、歯周病も併発していました。念のため血液検査もしてIgEが低値であることを確認した後、金属シリーズのパッチテストを施行したところ、出るわ出るわ、パラジウムをはじめ歯科金属はほぼすべて陽性。すぐにかかりつけの歯科医に紹介状を出し、禁煙および金属冠の全除去を指示したところ、彼はとても真面目に毎日歯医者に通院したので、約2カ月で金属冠はすべて外れました。

「すぐには治らないからあせらずに」と指導し、少しずつ内服ステロイドの量を減らし、外用ステロイドのランクも落としていったのですが、ほとんど悪化・再燃することもなく、約6カ月でほぼ薬の要らない状態になりました。今では、ごくたまに乾燥肌の保湿剤をもらいに来る程度に軽快しています。

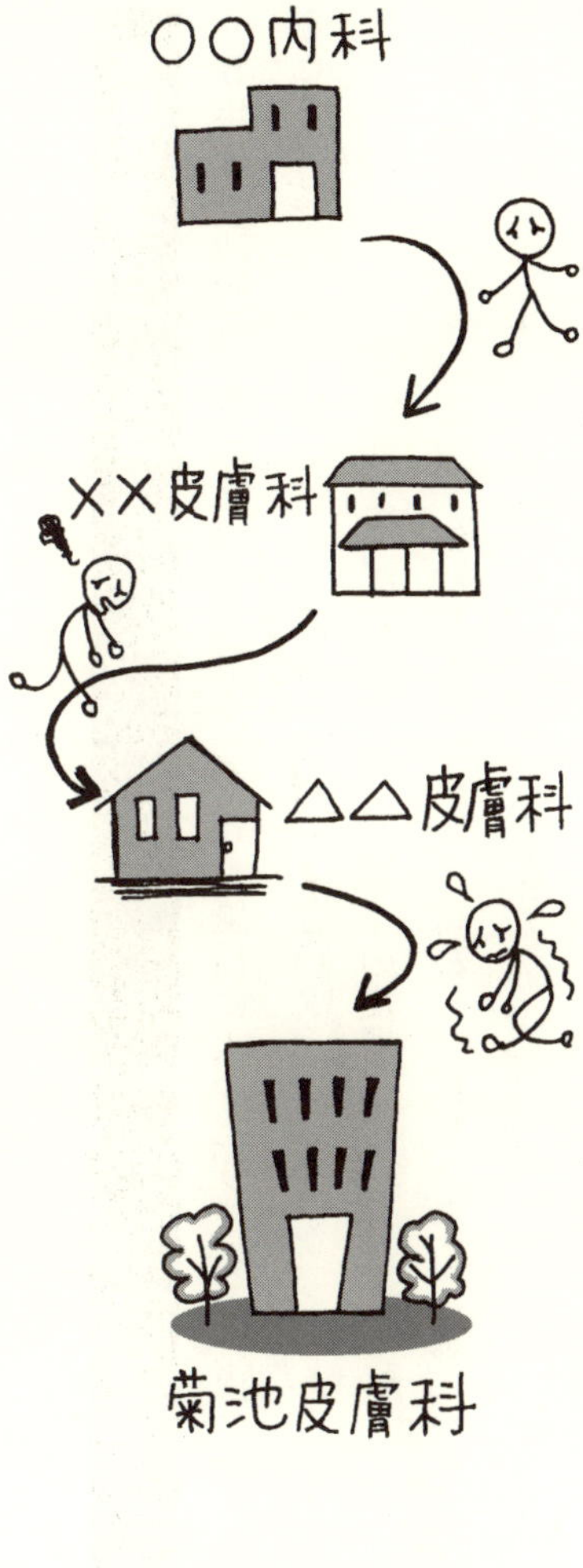

ずいぶん遠回りしてきたんだね。
でも、これは金属アレルギーの
典型的な症例。あなたは大丈夫?

蕁麻疹が治らない35歳女性

5年ほど前から、夜になって食事をしたりお風呂に入ったりすると、虫に刺されたようなかゆい発疹が出て、掻いているとみみずばれのようにつながり広がっていくという35歳の女性。布団に入ってもかゆくて眠れないので、近くの皮膚科を受診したところ、そこの先生からは「慢性蕁麻疹だから一生治りませんね」と言われ、抗ヒスタミン剤（かゆみ止め）を処方されました。夜、蕁麻疹が出たときにそれを飲むと収まるので、とりあえずはほっとして、蕁麻疹が出るとその薬を内服し、なくなればまたもらいに行く、という生活を2年間ほど続けました。

ところが、歯医者で虫歯の治療をしたのをきっかけに蕁麻疹がさらにひどくなったため、同じ皮膚科を受診して以前の薬を飲んでも治らないと告げたところ、「だから言ったでしょ、慢性蕁麻疹は治らないって」と言われてしまいました。そして今度はセレスタミン®というステロイドホルモンと抗ヒスタミン剤の合剤をもらい、内服を開始しました。たしかに前の薬よりも効き目はあるのでしばらく続けてみたのですが、また半年ぐらいすると効き目がなくなってきました。

全然治らないので内臓から来ているのではないかと思い、かかりつけの内科に相談し、血液検査をした結果、肝臓も腎臓も悪くないから心配ないとだけ言われました。

けれども蕁麻疹は悪化するばかり、またも前の皮膚科を受診すると、今度は「セ®レスタミンの量が足りないから、1日4錠飲みなさい」と言われました。内服を開始すると一時的には良くなるものの、蕁麻疹は出続け、最近は友だちから「太ったね」と言われるようになりました。それを聞いた彼女は急に心配になり、インターネットでいろいろ調べたあげく、僕のところに辿り着いたのでした。

初診時、蕁麻疹の発疹はなく、セ®レスタミン長期内服の副作用で満月様顔貌《がんぼう》（ムーンフェイス）と中心性肥満（お腹がぽっこり出るタイプの肥満）をきたしていました。口腔内を見てみると、新旧織り交ぜてさまざまな色の金属が計7、8本入っていました。すぐにアレルギーの血液検査とパッチテストを試みたところ、血液では明らかなアレルギーはなく、IgEも低値でしたが、パッチテストでは金やパラジウム、イリジウムといった歯科金属にどれも強陽性でした。太ってきたのは薬の副作用だと話し、すぐにセ®レスタミンは中止、2種類の抗ヒスタミン剤のみに切り替え、「悪化することはあるけど、そのときは一時的に薬を増やすのでいつでも相談に来るように」と言って歯科を紹介し、金属冠をなくすように指示しました。

彼女は真面目に毎日歯科に通院し、約2カ月後に半分ぐらいの金属が外れた頃からかゆみが減ってきたと言い、さらにその1カ月後、全部の金属がなくなるとぴたりと蕁麻疹は出なくなったと小躍りしながらやってきました。最近かゆくないので薬を飲むのを忘れてしまうと言うので、「そうやって徐々に減らしていってていいけれど、蕁麻疹が出る間はやめないようにに」と指導しました。

それから約6カ月ぐらいしたある日、彼女は再診に来たのですが、もう蕁麻疹のことなどはすっかり忘れていて、「ああ、あれはとっくに治りましたけど、最近顔の肌荒れがひどいので相談に来た」のだそうです。

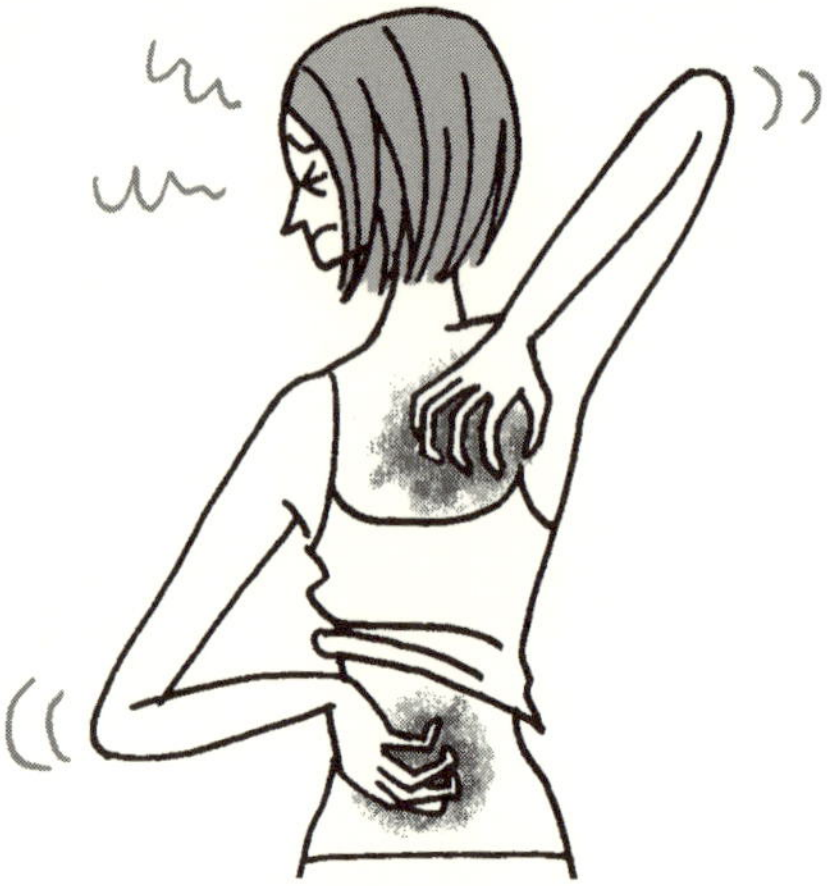

慢性蕁麻疹の原因として
金属アレルギーがある場合も……

体にかゆい斑点がたくさんできた89歳のおばあちゃま

1年ぐらい前から腰のまわりにかゆくて赤い斑点ができて治らない、というおばあさんがやってきました。近くの皮膚科にかかったところ、「老人性の乾燥肌だから、しかたないよ」と言われ、言われるがままにステロイド外用剤とかゆみ止めを処方してもらって、ずっとかゆみに我慢していたと言います。でも最近はいくら薬を飲んでも塗っても赤い斑点は広がるし、かゆくって夜も眠れないから何とかしてほしいと、涙ながらに訴えてやってきました。

初診時、皮膚をよく見てみると、ただの乾燥肌でないことは一目瞭然でした。特にお腹や背中の下着のゴムのあたるところを中心に、親指の先ぐらいの大きさの紅斑がたくさんできていました。「高齢者の金属アレルギーかもしれない」と思い、おそるおそる口の中をのぞいてみると「やっぱり」。10本ほどの金属冠や隣の歯に架けるブリッジの金具、前歯の周囲を取り囲む金色の金属枠などがたくさん入っていました。

この年齢で金属を治療するのは、体力的にも歯科技術的にも難しいだろうと、「これは、たぶん歯の金属が悪さしてると思うんだけど、強い薬を出すから少し我慢なさいよ」という消極的な僕を尻目に、「先生、私はここに来れば治るって聞いたから遠くからやってきたんだ。これじゃかゆくって、もう死んだほうがましだよ」と言い出しました。「それじゃあ治し方を教えるけど、大変だよ。時間もかかるし、体力も気力もいるし」ともう一度思いとどまらせようとする暇もなく、「何でもするから治してくれ」と言うのです。その場で金属のパッチテストのシリーズを背中に貼り、明後日来るようにと言って帰しました。

2日後の朝、学会発表の準備でいつもより少し早く医院に来ると、そのおばあちゃんがにこにこしながら一番前に並んでいました。さっそく背中のシールを剝がして判定したところ、金属冠を構成するパラジウム、インジウム、金だけでなく、ブリッジの金具の主成分であるニッケルやクロムにも陽性を呈していました。すぐにかかりつけの歯医者に行ってこの手紙を渡しなさいと言うと、おばあちゃんは大

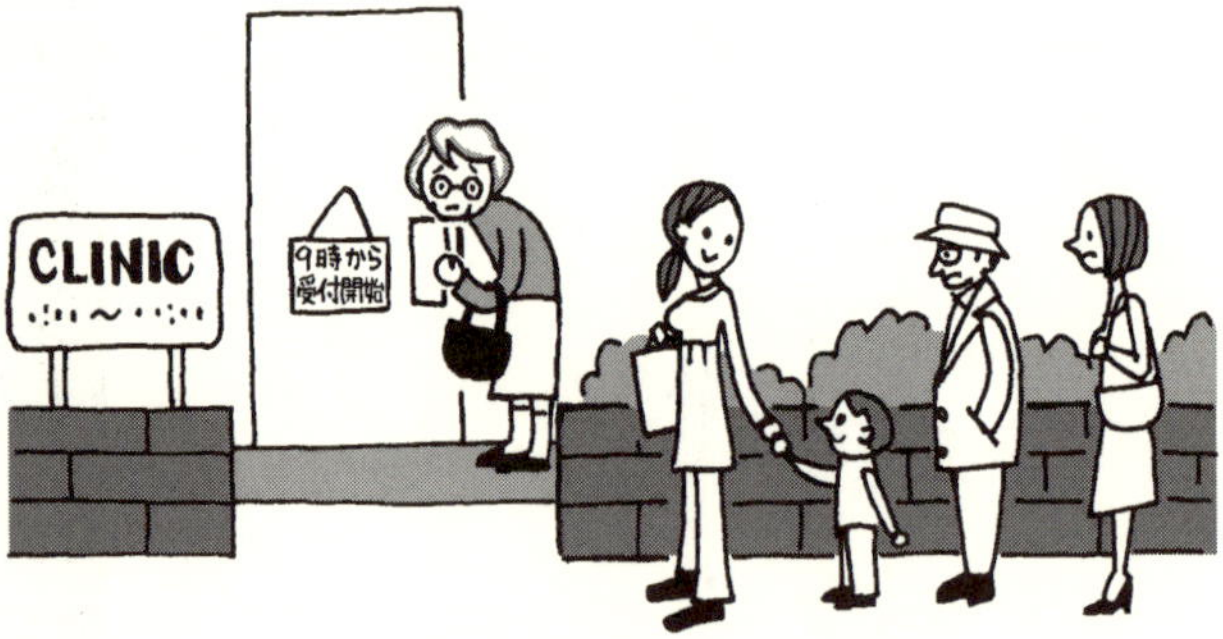

年齢だけで治療法を決めつけちゃいけない。
90歳でも金属アレルギーは治せるんだ

喜びで飛び出していきました。

それから1カ月ほど経って、薬がなくなったと言って再びやってきました。毎日、朝一番に今度は歯医者に並んでいると言います。腰のまわりを見ると、3分の1ぐらいに湿疹は減っていました。「最近薬を飲めば眠れるようになった。先生、ありがとね」と子どものように微笑んでくれます。

さらに1カ月、また1カ月と、89歳とは思えない体力、気力十分のおばあちゃんはみるみる良くなり、初診の4カ月後には、歯科金属もついにすべて外したと報告に来ました。まだ時々かゆみが出ると言いますが、初診時の赤黒い紅斑は完全に姿を消し、残っていたのは茶色っぽい跡だけです。僕は内心「恐れ入りました。その年齢になって、そこまでするとは。自分だったらそこまでできるだろうか？」と自問しつつ、「何かあったらまた（その笑顔を）見せに来てくださいね」とつぶやきました。

歯科矯正を始めた10歳の少年

3カ月前から毎日蕁麻疹が出るという10歳の男の子が、受験勉強が手につかないから治してほしいと、お母さんに連れられてやってきました。お母さん曰く、受験のストレスで蕁麻疹が止まらないので、どうにかしてくれとのこと。たしかに中学受験は大変だよなと思いつつ、子どもの蕁麻疹は風邪や胃腸炎のウィルスなどが体の中で異種蛋白として認識されて起こることが多いので、すぐに治るだろうと内心たかをくくっていました。

2種類ほど抗ヒスタミン剤（かゆみ止め）を使ってしばらく様子を見たのですが、ちっとも良くなりません。模擬試験が近づくとお母さんのテンションも上がる一方です。「お母さん、あんまりお子さんにストレスかけないでくださいね。それだけでも蕁麻疹悪くなるんだから」と話すのですが、まったく耳に入ってはいない様子です。

さすがにこれはおかしいと思い、血液検査、パッチテストをしてみました。血液検査ではスギの花粉に対して少々アレルギーを認めるものの高値ではなく、ニッケルやクロムに陽性反応を認めました。まさかと思い口の中を見ると、目立たない所に……ありました。矯正の針金が2本。さっそく歯科に依頼し、残念だけど受験が終わるまで一時矯正を中止してもらうよう指示しました。すると2、3カ月後にはすっかり蕁麻疹は出なくなったそうです。

半年もすると、抗ヒスタミン剤も要らないほどに改善しました。「お母さん、あなたのせいじゃなかった、金属のせいでしたね」と内心で謝ったのですが、針金一本でも金属アレルギーが起きるということを痛感させられた症例でした。

顔の湿疹が治らない25歳の化粧品販売員

顔面のかゆみを主訴に訪れた25歳の女性。化粧品の販売員だそうです。3カ月ぐらい前から、特に生理前になると顔の上半分がかゆくなると言います。初診時にはニキビよりやや大きいぶつぶつを額やこめかみに多数認めました。あまり典型的ではないと思ったものの「最近、化粧品や洗顔料などを替えてませんか?」と尋ねると、ずっと自社製の低刺激性化粧品を使っていると答えます。炎症を伴うニキビは時々かゆみが強い場合もあると判断し、ビタミンB_2、B_6の内服と抗生物質の外用を処方して2週間経過を見ました。

けれどもあまり改善を見ず、むしろかゆみはひどくなったと言うので「シャンプーや洗顔料などが刺激になっているかもしれない」と思い、念のため使用している化粧品やシャンプー、ヘアダイなどを持って来てもらいました。そしてパッチテストをしたのですが、液体のファンデーションとシャンプーが弱陽性に出ただけでした。そのファンデーションとシャンプーを中止してもらい、弱いステロイド軟膏に外用を変更したのですが、かゆみは少し軽減してきたものの、相変わらず新しいぶつぶつができると言います。

「おかしいな、普通のニキビと違う」と思って口の中を見たところ、金属冠が数本入っています。顔だけに出るのは非典型的だとは思いましたが、念のため金属のパッチテストをしたところ、パラジウム、金、ニッケルに強陽性でした。さっそく「非典型的なので絶対に治るとの保証はできないが、金属のアレルギーの可能性が強いので歯科金属を除去してみる価値はある」と言ったところ、すぐに納得して帰っていきました。

1カ月後、「あの2週間後に金属冠をすべて外したら、かゆみもぶつぶつもどっかいっちゃいました、先生どうもありがとう」と、忙しいのにお礼だけ言いに来てくれました。

その後、1年経っても再発はありません。症状が典型的でないと、経過も典型的ではないのでしょうか。こんな金属アレルギーはなかなか見破れません。

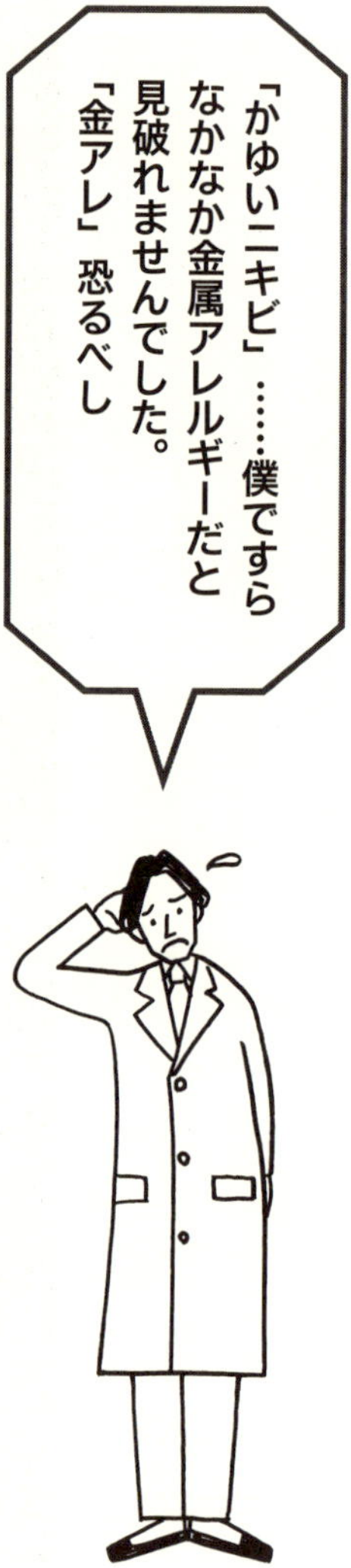
「かゆいニキビ」……僕ですらなかなか金属アレルギーだと見破れませんでした。「金アレ」恐るべし

チョコレート好きの42歳の主婦

化粧品を替えてもいないのに、最近顔の肌荒れがひどく、化粧もできないから外へも出られないと訴えて、42歳の女性がやってきました。「いや、女性はある年齢になると、何十年も使っている化粧品がある日突然かぶれるようになることもあるんだよ」と諭し、使っている化粧品やシャンプー、石鹸などを全部持ってきてもらい、パッチテストを行ないました。すると洗顔料と化粧落としに陽性が出たので、すぐにそれらは中止してもらい、肌荒れ予防にビタミンB_2とB_6を長期間内服するように勧めました。

それでかゆみや肌荒れは一時的に落ち着き、治ったかに見えたのですが、3カ月ぐらいすると、以前とは少し様相の違う小さなしこりが顔の下半分に集中してできるようになってきました。ビタミンの内服もきちんとしているし、以前のパッチテストで陽性だった洗顔料なども あれから一度も使っていないと言います。

口腔内を観察したところ、3本の金属冠を認めました。「これかもしれない」とさっそく金属アレルギーのパッチテストをしてみると、金、パラジウム、ニッケル、クロム、コバルトといった金属に陽性でした。そこで、いつものように歯科に依頼し、金属をすべて取り除いてもらいました。すると発疹は3分の1ぐらいに改善したのですが、やはり疲れたり、生理前などに顔の発疹は再燃、悪化すると言います。6カ月ぐらいは金属の影響は残るからと話して、しばらく経過を見ていたのですが、1年経ってもその状態は変わりません。

おかしい、と思い食生活を聞いてみました。すると、ストレス解消のために毎日、大量のチョコレートとコーヒーは欠かさないと言います。「チョコとコーヒーにはすごくたくさんの金属、特にニッケルが多いから控えてみて」と話すと、彼女はしぶしぶ帰って行きました。

その後しばらくして、「ストレスでチョコレートとコーヒーをたくさん摂るとたしかに悪くなるので、完全にやめてペットボトルの水だけにしたら全然出なくなりました」と嬉しそうにやってきました。でもちょっと食べたくらいでは出ないことにも気づき、自分で量をコントロールしているそうです。もちろん外出はできるようになりましたが、出先で食べるケーキはチョコレートケーキ以外にしているとか……。

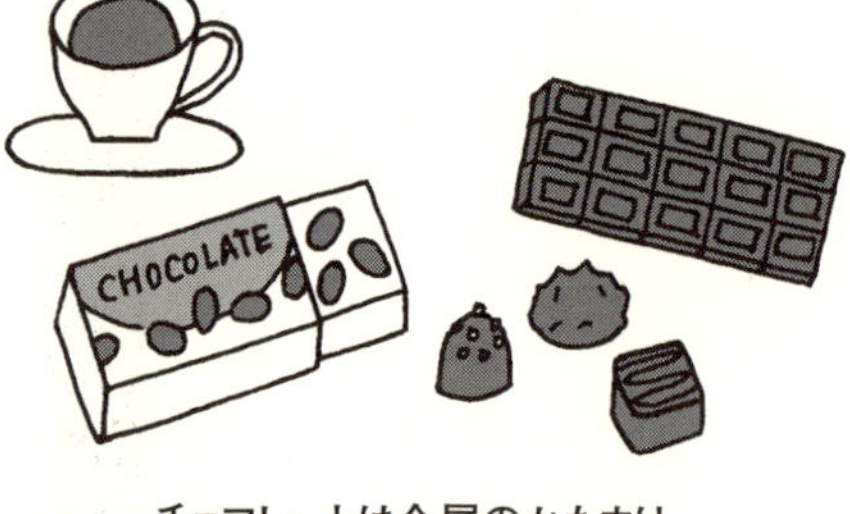

チョコレートは金属のかたまり。
金属アレルギーの人は食べ過ぎないように！

仕事が続けられなくなった32歳のソムリエ

頭をポマードできれいに固め、すらりとした、でもちょっと神経質そうな、32歳の男性がやってきました。入ってきていきなり、鬼気迫る勢いで「私は金属アレルギーなんじゃないでしょうか？ 先生の雑誌の記事を読んでやってきたんです」とその切り抜きを見せられたのを今でもよく覚えています。「味がわからなくなって、もう仕事が続けられないんです。耳鼻科に行ったら、それは味覚異常と言って治りにくい神経の病気だと診断されてしまいました。でも、僕ソムリエなんです」。迫力にやや圧倒されながら、「たしかにそういうことはありうるけれど、検査してみないとわからないよ」と話し、口腔内を観察しました。すると、口臭がきつく、歯科金属が7、8本入っており、舌には地図のような模様、金属と接する頬粘膜には白い苔のように見える扁平苔癬《へんぺいたいせん》ができていました。

すぐに金属アレルギーをパッチテストで確認したところ、パラジウム、イリジウム、金に陽性。よくよく聞いてみると、熱いものを飲んだり香辛料の効いたものを食べたりすると、しばらく舌が焼けつくようになって感覚が麻痺し、ワインの味どころではないようです。それに、最近になって手のひらにも小さな水疱ができてかゆくなってきたと言います。

さっそく歯科に依頼して金属を外してもらいました。すると約3カ月後、舌や粘膜の症状は消え、熱いものや刺激物を取ってもまったく症状は出なくなりました。主治医の歯科の先生によれば、彼は口腔内の衛生状態も悪かったため歯石も除去し、歯磨きの指導も加えたとのこと。たしかに口臭もしなくなったし、舌もきれいになっていました。彼曰く「最近ワインの味も戻ってきました、本当に助かりました」。復帰できて何よりです。

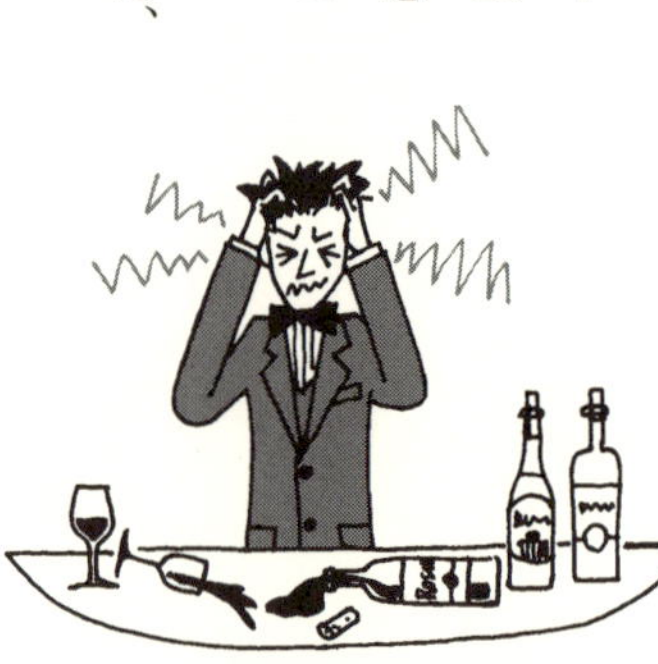

金属アレルギーで
仕事を失ってしまうことだってある。
治って本当によかった

爪のまわりがじゅくじゅくの28歳の金属メッキ工

作業服を身にまとった28歳の男性が、爪のまわりの湿疹を主訴にやってきました。1年前から両手指の爪の根元がいつもかゆく、浸出液も出て治らないと言います。近くの皮膚科でステロイド軟膏をもらい塗ってみたものの、一時的な効果しかなく、良くなったり悪くなったりを繰り返していました。

初診時、やや非典型的とは思ったのですが、ビタミンB_2、B_6の不足による爪廓炎《そうかくえん》を疑い、数カ月間ビタミンの補充療法を行ないました。

けれども以前と同様に湿疹が出没を繰り返したため、アレルギー検査を施行しました。その結果、IgEなどは低値でアトピー素因などは認められませんでしたが、パッチテストでは金属アレルギーが認められました。パラジウムに軽度、クロム、スズ、マンガンなどに中等度、ニッケルに高度の陽性所見を得たのです。

そこで、まずは歯科に依頼し、3本入っていた金属冠の除去を指示したところ、除去後に手指の症状は劇的に改善しました。「爪の根元に症状が集中する金属アレルギーもあるんだな」と心の中で反省しつつ経過を見ていたところ、半年後ぐらいに同様の症状が再燃しました。「仕事が忙しくなると悪くなるんです。ストレスのせいでしょうか?」と尋ねるので「半年ぐらいは長年入っていた金属冠の影響は残ることはあるよ。ストレスも症状を強めるからね」と話し、しばらくステロイド剤の外用で経過を見ていました。

ところが「金属を外して1年半経ちますが、やっぱり仕事が忙しくなると、必ず悪化します。ほんとにこれも金属のせいなんでしょうか?」と訴えます。たしかに少しおかしい。歯科金属アレルギーにしては、やや非典型的だと思っていたので、「ところで仕事は何をしているの？」と尋ねると、なんと金属のメッキ工だと言います。「これはしまった、見逃していた」と思い、具体的に仕事の内容などをこと細かに聞いてみると、金属粉が飛び交う環境の中で日々仕事をしていると言います。マスクやゴーグル、手袋の着用を推奨し、できるだけ完全防備で仕事をするように指導したところ、湿疹はほとんど出なくなりました。

けれどもストレスがたまると、やはり湿疹が出てしまうと言います。「仕事が忙しいときはどうやって気分転換するの？」と聞くと、「缶コーヒーを飲むんです。1日10本ぐらい」。やっぱり……と反省しきりの僕は、「コーヒーには金属がいっぱい含まれてるんだよ。仕事が忙しくなれば金属をいっぱい触ったり吸い込んだりするし、缶コーヒーの消費が多くなるときに限って悪くなったのはそのせいだったんだね」と生活を改めるよう忠告しました。素直に習慣を変えてくれた彼は数年ぶりに完治し、手はすっきりきれいになりました。

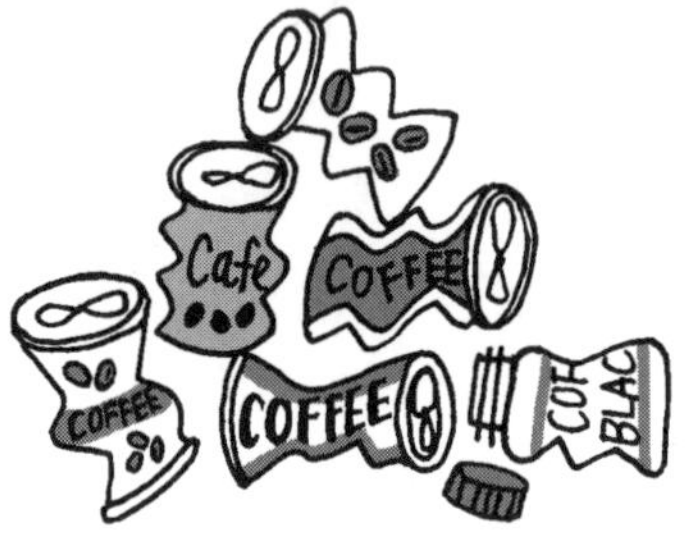

缶コーヒーにも金属がとても多く含まれていることを、よく覚えておこう

大工さんや左官屋さん、とび職などの方はなぜか缶コーヒーの消費量が多いようで、他にも同様の患者さんを数多く見かけます。ニッケルアレルギーのある人は、缶コーヒーの飲みすぎにくれぐれも注意です。

体中がかゆいという今どきの19歳の女の子

名前を呼ぶと携帯電話で話をしながら診察室に入ってきた今どきの女の子、さすがに電話はそそくさと切ったのですが、ピアスやらブレスレットやら金属をたくさん身にまとい、カチャカチャ音を立てながらやってきました。座るなり「3カ月前から体中めちゃくちゃかゆいんですけど、何とかしてくれませんかー」と訴えます。僕は「わかった、わかった。でも、もうちょっとよく話を聞かせてよ」と言いました。すると、いくつかの皮膚科でアトピーだと言われてステロイドの塗り薬とかゆみ止めの飲み薬をもらったけれど一向に良くならず、だんだん広がってきたから友だちに勧められてここへ来たのだと言います。見ると、四肢に点々とかゆい丘疹《きゅうしん》（皮膚から隆起する小さいしこり）が多発、手のひらにも小さな水疱が最近になって出て来て、これもめちゃくちゃかゆいと言います。

「アトピーの検査はどうだったの？」と聞くと、「検査なんてしたことない」との答え。「なるほど、ではアレルギーの検査をしてみよう。金属アレルギーかもしれないよ」と言うと、「ピアスも時計もブレスレットもネックレスもかぶれたことはないから、そんなのありえな～い」と反論はしたものの、素直に検査は受けてくれました。血液検査ではスギの花粉に中等度のアレルギーを認めた以外は異常なく、パッチテストでもシャンプー、石鹸、ヘアダイなど身のまわりの物質にかぶれはありませんでした。

ところが金属アレルギーのパッチテストでは、ニッケル、クロム、コバルトに中等度のアレルギーを認めたのです。「金属アレルギーがあるから、もう一度口の中を見せてごらん」と言うと、嫌々口を開けてくれました。見ると、初診時にはなかったピアスが舌に刺さっているではありませんか！「せっかくのピアスで残念だけど、外してごらん。歯に金属は使われてないけれど、それが毎日食べものや飲みもので溶け出して、飲み込んでアレルギーを起こしている可能性が高いよ」と言うと、「だってあたし金属かぶれないし～、これ時々するだけだし～」と繰り返します。「若い頃からピアスなどの金属製品をたくさん身に着けているると、他の人より早く金属アレルギーを発症するという統計もあるし、いくら身に着けてかぶれなくても、口の中の金属は危険度が高いから、本当にその湿疹を治したければ外しなさい」と強く指導したところ、意外にも素直に「わかりました」と言って帰っていきました。

その後は音沙汰がなく、半年ぐらいしてからやってきたので、「その後どうですか？」と聞いたところ、「ピアスを外したら2週間ほどでかゆみも湿疹も消えたので別に来なかった」と言います。「でも、もう平気かと思った頃また『舌ピ』をしたら、その後必ずかゆくなるのがわかった」ので、さすがに懲りたとか。

けれども1カ月ほど前から同じような湿疹とかゆみが取れないので、また来たのだと言います。症状は前と同じような強いかゆみを伴う丘疹です。しつこく聞いても、最近は舌にピアスはしていないと言います。

そこで、「コーヒーとかチョコレートとかたくさん摂ってない？」と聞くと、「それはないけど、田舎からウーロン茶を送ってきたから、ダイエットを兼ねて毎日沸かして10杯以上飲むけど～」。「それだ！」と思い、「ウーロン茶にも金属がたくさん含まれてるから、それをやめてペットボトルの水にしなさい」と指導すると、僕の忠告で一度は治っていることもあり、素直に中止してくれました。すると、湿疹はすぐに消えました。

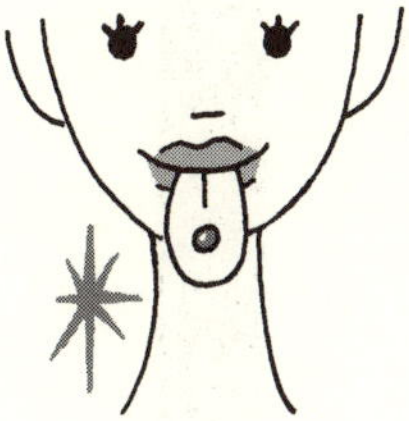

おしゃれの「舌ピ」に、
ダイエットの「ウーロン茶」……
金属アレルギーの原因は
ごく身近にあることを忘れずにね

よくある金属アレルギーの症例ですが、舌のピアスは歯科金属に比べるとそんなに頻度は高くないので見過ごすことも多いものです。ウーロン茶も大量に飲めば要注意です。今どきの風貌の子でしたが、素直にアドバイスを聞いてくれたのがよかったのでしょう。

手湿疹でやってきた神経質な65歳男性

眉間にしわを寄せながら診察室に入ってきた65歳の男性。2カ月前から指先に湿疹ができて、近くの内科でステロイド軟膏を処方されたが治らず、皮膚科受診を勧められたのでやってきたと言います。

初診時、それまでの現病歴の経過は短く、趣味で盆栽などもいじるとのことだったので、まずは草木は直《じか》にいじらず軍手などをしてもらうよう指導し、ステロイド軟膏の外用を継続してもらうように話しました。念のために口腔内を見たところ、金属冠数本と入れ歯の義歯のブリッジの金属が目についたので、「もしかすると金属アレルギーを併発している恐れがありますので、治りが悪ければパッチテストをしましょう」と言って帰しました。

すると翌日、その男性はまた眉間にしわを寄せながらやってきて、「普通のかぶれじゃないからぜひ検査をしてほしい」と言います。さっそくパッチテストをしてみると、金、イリジウム、亜鉛、銅などに陽性を認めました。パラジウムやニッケル、クロムなどが陰性だったためやや腑に落ちなかったのですが、これら陽性の金属も口腔内に金属冠として微量ながら含まれているため、そのあたりの細かい事情も話し、「検査の結果が典型的ではないから、金属を全部取っても完全には治らないかもしれないよ」とその他の可能性も話しましたが、それでもいいから金属はなくしたいと言います。そこで、金属アレルギーに詳しい歯科医を紹介し、症状を見ながら徐々に金属をなくしていくよう方針を決定しました。

金属が口腔内からひととおり除去された頃、手指の湿疹はほぼ出なくなりました。ところが約半年後、今度は手だけではなく、足の裏にも小さな水疱が出てきたと言って再びやってきたのです。見ると、今回は指先よりも手のひら、そして土踏まずにも赤みを帯びた皮膚の上に白い膿を伴った小水疱が多発して、ほとんどかゆみは訴えませんでした。

「典型的な掌蹠膿疱症《しょうせきのうほうしょう》だ!」と心の中で思い、「以前の発疹も、この前兆だったのかもしれない」と反省しつつ、もう一度口の中を観察しました。たしかに、そのときには金属冠もブリッジの金属もすでに除去はされてはいましたが、口臭はきつく、扁桃腺は大きく腫れ、歯肉炎なども認めました。「これは掌蹠膿疱症といって皮膚科の中でも特に治りにくい慢性疾患の一つです。原因はまだよくわかっていないのですが、口腔内の衛生状態が深く関与している病態なんです」と説明したところ、「じゃあ歯を治療したのは無駄だったのでしょうか？」と聞かれました。「いいえ、掌蹠膿疱症の原因は完全にはわかっていませんが、歯科金属、慢性扁桃炎、喫煙が3大要因と言われています。ただ歯科金属を除去し、扁桃腺を手術で摘出し、煙草を完全にやめても完治しない患者さんも中にはいます」と、率直に現代の皮膚科学の限界も説明しました。

金属アレルギー類縁疾患の中には、掌蹠膿疱症のような原因不明の難治性皮膚疾患が混在していることも忘れてはならないのです。

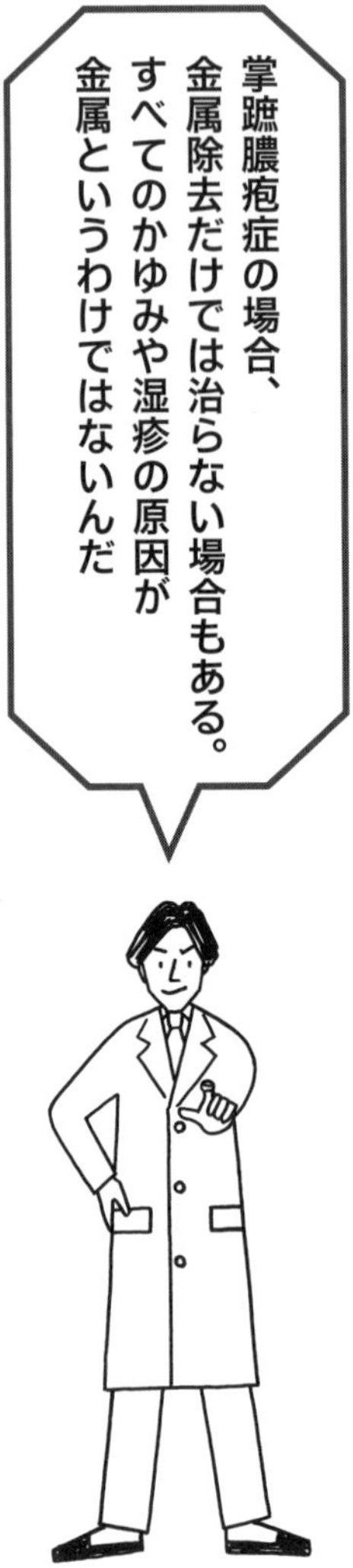
掌蹠膿疱症の場合、
金属除去だけでは治らない場合もある。
すべてのかゆみや湿疹の原因が
金属というわけではないんだ

第6章

FAQ――よく聞かれる質問に答える

Q 金属アレルギーはアトピーとは違うのですか？

金属アレルギーの発生原因の主体は、主に細胞性免疫によるⅣ型アレルギーです。ですから、液性免疫によるIgEの上昇(アレルギー関連蛋白)が関わるⅠ型アレルギーのアトピー性皮膚炎とは根本的に異なります（そのため、IgE値は診断の根拠にはなりません。62～64ページ参照）。

ただ注意すべき点は、アトピー患者さんの25％が金属アレルギーを合併することです。つまり、アトピーと金属アレルギーの両方を持つ患者さんが珍しくはないわけです。

Q 金属アレルギーに季節的変化はあるのですか？

金属アレルギーは、気温が上昇して、湿度も上がり始める5～6月頃に悪化する症例が多く見られます。それは、気温の低い季節にはあまり出なかった汗が、自律神経の変化で多く出るようになることが関連しています。ですから、5～6月以外でも、自律神経が変化する、季節の変わり目に起きることもあります。

なお、更年期の女性をはじめとして、自律神経失調のある方は、季節に関係なく出やすいと言えます。もちろん歯科金属がたくさん入っていて、金属に強いアレルギーを持つ方は、季節に関係なく出ることがあります。

Q 金属アレルギーのパッチテストには、どれぐらいの費用がかかりますか？

スタンダードな検査では、18種類（金属種は17種）の金属を調べます。健康保険（3割負担）が適用されるので、患者さんの負担は900円ほどです。

チタンを貼ったり、その他のコマーシャルベースで販売していないものを貼ったりする場合などは保険が適用されず、1検体数百万円かかることもあります。

Q パッチテストを受けるには、どこに行けばいいのですか？

残念ながら、皮膚科であればどこでもやってくれるわけではありません。

パッチテストが受けられるのは、アレルギーを専門にしている、あるいはアレルギーに造詣の深い、皮膚科のクリニックや病院に限られます。

大きな大学病院であっても、特殊な皮膚疾患ばかりを研究している施設もあります。そういう病院では、皮膚アレルギーを専門にしている医師がまったくいないことすらあります。ましてや、「内科・小児科・皮膚科」とか「外科・皮膚科」などと標榜しているクリニックなどでは、まずできないと考えて間違いありません。

「そちらでは、パッチテストはやってくれますか?」と、あらかじめ電話などで確認するといいでしょう。

Q パッチテストを受けるときに、注意することはありますか?

金属の水溶液を貼っている2日間は、その部位(通常は、背中の中央か、上腕の内側)を濡らすことができません。濡らさないようにシャワーを浴びたり、洗髪をすることは可能ですが、浴槽に入ったり、プールに入ったりすることはできません。また、激しい運動や、発汗を伴うサウナなどにも入れません。

Q パッチテストで陽性に出ない場合は、金属アレルギーではないのですか？

パッチテストは最も簡単で侵襲（痛みやストレス）がないために頻用される便利な金属アレルギーの検査です。ただし、金属アレルギーが実際には存在するにもかかわらず、パッチテストが陰性に出てしまうという「偽陰性」の反応も時々見られるため、陽性に出ないからといって安心はできません。

逆に、陽性に出た場合は間違いなく金属アレルギーがあると言える「特異性（陽性に出ればそれに間違いないという性質）」は高い検査です。

パッチテストで陰性と出ても、症状からどうしても金属アレルギーの可能性が捨てきれない場合は、チャレンジテストやリンパ球幼若化試験などで確認する必要があります。

Q 金属アレルギーは、薬で治らないのですか？

現在のところ、いかなる抗アレルギー剤を用いても、単独で（原因の除去なしで）金属アレルギーを止める薬はありません。

もちろんステロイド剤の内服は、ある程度は効果がありますが、長期連用は糖尿病や高血圧の悪化など副作用の出現率も高いので、例外的な症例を除き、原因金属の除去を伴わないステロイドの内服はお勧めできません。

Q 皮膚以外にも、金属アレルギーの症状は出るのですか？

金属アレルギーが最も問題となるのは、皮膚のかゆみや湿疹です。けれども、皮膚以外にも症状が表れるケースはあります。

例えば、整形外科領域の人工関節や、心臓外科領域で狭心症に使うステントやペースメーカーなどです。その他にも、手術後体内に留置される金属に反応を起こせば、命の危険を伴う場合すらあります。

また、金属が微量ずつ溶けて体内に吸収されることがきっかけで、頭痛、めまい、肩こりなど、自律神経失調症のような症状を訴える人もいます。

Q 摂ってはいけない食べもの、飲みものはありますか?

かゆみ一般に関しては、アルコールや香辛料などの刺激物はかゆみを増強するため、摂取しないほうが無難です。

ニッケルやクロム、コバルトといった金属にアレルギーが強い場合、チョコレートやコーヒー、紅茶、抹茶、緑茶、ウーロン茶、プーアール茶など苦みの強い飲みものは、少量で我慢したほうがかゆみを抑えられます。海藻やオートミール、大豆なども少量なら問題ありませんが、「わかめダイエット」のように一度に大量に摂取すると金属アレルギーの症状が増悪するので注意が必要です。

Q 金属アレルギーの人は、金属のアクセサリーをできないのですか?

ある種の歯科金属にアレルギーがあっても、時計やネックレスで必ずしもかぶれるとは限りません。健康な皮膚の上にネックレスや時計などの装飾品を着けていても、そのまま海に入ったり、たくさんの汗をかいたりしなければ、(よほどその金属に対するアレルギーが強くない限り）反応は起きないと考えられます。ただし装飾品の中でも、ピアスなど皮膚を貫通するものはアレルギーを起こしやすいので、注意が必要です。

歯科金属がアレルギーを起こすのは、いつも唾液《だえき》や飲みものなど液体の中に浸っていて、口の中でイオンという不安定な形態となるため、微量ずつ溶け出して腸管で吸収されるからです。

ちなみに、装飾品で金属かぶれ（局所性の金属アレルギー）の既往を持つ人は、すでに金属に強い感作（アレルギー）が成立していると考えられるので、金属歯は絶対に入れないようにしてください。

Q ピアスに直接塗る市販のメタルコートのような製品は有効ですか？

最近は、特殊な樹脂を表面に塗ることで金属性のピアスに被膜を作り、金属に直接触れないようにする「メタルコート」なる製品が売られています。

これらはある程度は有効ですが、効果が完璧ではないことを覚えておいてください。例えば、皮膚の付着部に塗り忘れがあったり、汗や摩擦などで一部が剝げ落ちてしまったり、金属面が樹脂をはじいてきちんとコーティングされていなかったりするために、かぶれを起こすこともしばしばあるからです。

Q 金属アレルギー防止の「ピアスカバー」を使えば、ピアスをしてもいいですか？

最近売られている、完全に軸を覆ってしまうタイプのものであれば、問題ありません。ただしカバーが不完全なもの、壊れているもの、キャッチやピアスの本体の金属が皮膚に触れてしまうようなものでは効果がありません。

Q ピアスをやめてイヤリングにすれば、金属製でも大丈夫ですか？

ピアスとイヤリングとの違いは、ピアスが皮膚の内部の組織を貫通するのに対し、イヤリングは単に皮膚表面に載っているだけという点です。当然ピアスのほうが免疫(アレルギー)反応を起こしやすいわけですが、強く感作（アレルギー）が起きている場合はどちらをしてもかぶれます。

Q 症状が収まれば新しい穴をあけたいのですが、皮膚科の専門医なら安心ですか？

かゆみなどの症状が収まっても、金属アレルギー自体はすぐに治るわけではないので、いくら皮膚科の専門医に行ってピアスの穴をあけてもらっても、金属アレルギーの症状は繰り返し起きてしまいます。

当分はピアスをしないほうが無難でしょう。

Q なぜ口の中の金属は溶けるのですか？

口の中には唾液《だえき》が存在しています。この唾液は消化液であり、そこに歯科金属は常に浸かっている状態にあるわけです。

金属は一見硬くて強固なイメージがありますが、液体の中では電子を放出して溶けやすいイオンという形に変化します。そこを、酸性やアルカリ性のさまざまな飲みものや食べものが通過していくわけですから、微量ずつ金属が擦り減っていくのは必然だと言えます。その証拠に、古い金属歯は必ず摩耗し、少しずつ小さくなっていくのです。

Q 歯科金属を入れて長期間経ってから、金属アレルギーが起きることはありますか?

平均的には、歯科金属を入れた5〜10年後に金属アレルギーが起きやすいことが知られています。

逆に言えば、金属歯を入れた直後に症状が出るケースは、極めて稀だということです。というのも、歯科で入れた金属が溶け出すのにも、体の中でアレルギーが成立するのにも、ある程度の時間を要するからです。

小児に金属アレルギーの患者さんが少ないのは、そのせいだと考えられます。

Q 金属アレルギーの人は、歯に金属を入れてはいけないのですか?

金属アレルギーのある人は、基本的に口腔内に金属を入れないほうが無難です。金属が溶け出さなければアレルギーは起きないという理屈もありますが、わざわざ危険を冒してまで金属を入れる必要はありません。

近年は、レジンやハイブリッドセラミックといった、さほど値段の高くないノンメタルの良い素材が開発されているので、金属アレルギーに詳しい歯科医にそのあたりは相談するといいでしょう。

Q 金属アレルギーと診断されたら、口内の金属はすべて取らなくてはなりませんか？

金属アレルギーと診断されたからといって、すべての金属を除去しなくてはならないわけではありません。なぜなら、たくさん金属歯が入っていても、原因となっている金属はその一部であるケースも多いからです。

金属アレルギーに詳しい歯科医に相談すれば、古くて溶けやすくなっている金属や、摩耗が激しい金属や、虫歯や歯周病の周囲にある危険度の高い金属から優先的に処置をしてもらうことができます。症状が改善すれば、その時点で治療をいったん中止して経過観察をする患者さんも大勢います。

ただし、余裕があれば、口腔の表面にあって唾液と常時接触する可能性のある金属歯は、基本的に除去することをお勧めします（メタルフリー治療）。なぜなら、残っている金属が今現在はまだ溶けていないためにアレルギーを起こしていないだけであったり、その時点で残した歯の金属にアレルギーがなくても何年か後に同じような病態を引き起こしたりする可能性が十分にあるからです。

Q パッチテストでアレルギーが出なかった金属なら、歯に入れてもいいのですか?

金にはアレルギーがない患者さんや、その主治医の歯医者さんから、「18金なら入れてもいいですか?」「他の金属なら大丈夫ですか?」という質問を受けることがよくありますが、答えは「ノー」です。

なぜなら、その時点で金にアレルギーがなかったとしても、金属はどれも比較的構造や性質が似ているため、交差反応(免疫があるアレルゲンと似た、類縁のアレルゲンにも同様に反応してしまうこと)を起こすからです。例えばニッケルにアレルギーのある人のほとんどは、後にクロムやパラジウムにアレルギーを起こすことが知られています。基本的には、メタルフリーが理想的な口腔内環境です。

Q チタンは安全と言われていますが、歯にインプラントを入れても大丈夫ですか？

金属アレルギーのある患者さんは、えてして虫歯が多く、そのために欠損歯も多く、歯科でインプラントを勧められる方も多く見られます。たしかに健康な歯が数本でも残っているのにわざわざ全部抜歯して総入れ歯にすることは、食事の面など他の観点からも決して勧められることではありません。その場合、最終的にはインプラントということになるわけですが、これにもいくつかの注意点があります。

チタンは他の金属に比べれば圧倒的にアレルギーを起こしにくいことは確かですが、絶対ではないことを認識しておいてください。やむを得ずチタンを用いる場合でも、念のためにパッチテストでチタンのアレルギーがないことを確認しておく必要があります。

Q 金属を外してもらうのは、どこの歯医者さんでもいいのですか？

基本的には、どこの歯医者さんでもやってくれます。ただし、注意点がいくつかあります。まず、金属アレルギーをよく知らない先生は、避けたほうが無難です。なぜなら「パラジウムにアレルギーがありますから金に替えましょう」などと言って、わざわざ自費の高い金属素材を勧められることも多く、これでは患者さんは混乱するばかりだからです。

また、「俺が入れた金属がアレルギーを起こすはずがない」などと断言する、化石のような先生なら、すぐに失礼して帰りましょう。

最後に、これが一番厄介なのですが、「替えてあげるけど、1本10万～20万円だよ」などと言って、やたらに高額の自費診療を勧める先生がいます。まずは診察を受けて、治療を開始する前にだいたいいくらぐらいかかるのかを直接聞いてみるのがいいでしょう。

Q 歯科での治療には、どのぐらいお金がかかるのですか？

健康保険を使うか自費治療にするかで、値段は天と地ほど違います。現在、奥歯の治療には保険が適用されませんが、それ以外の歯は、主治医の先生が保険を使おうと考えてくれさえすれば、すべて保険でカバーされます。

もし、全部の歯を自費診療でセラミックにすると、（本数にもよりますが）とんでもない金額になります。ときには何百万円もかかってしまうので、お願いする前に必ず主治医の先生とよく相談しましょう。

金属アレルギーの治療に詳しい先生であれば、保険と自費をうまく使い分けてくれることが多く、仮に奥歯にどうしても自費の治療が必要になっても、やたらと高い素材を勧めたりはしません。近年はハイブリッドセラミックやジルコニアといって比較的安価のセラミックなども開発されているので、金属アレルギーに詳しい歯科の先生に相談してみるのがいいでしょう。

いずれにせよ金額は、治す本数とかかる歯医者さんによって決まるので、歯医者選びは慎重にすること、また、治療前に遠慮なく見積もりを出してもらうことが大切です。

Q 歯科で金属の治療を始めたら症状が悪化したのですが、どうしたらいいですか？

歯科で金属の除去が始まると、金属の器具を口の中に入れられたり、自分で気づかないうちに金属の削りかすを飲み込んでしまったりします。そのため普段よりも多くの金属を口腔粘膜から吸収してしまうことになり、一時的に皮膚症状が悪化することがしばしば起きます。

これは歯の金属がアレルギーを起こしている間接的な証拠（フレアーアップ）なので、治療を完了すれば必ず良くなるという逆説的な証拠なのですが、ひどいかゆみはつらいものですから、これを喜んでばかりもいられません。

まずは、いったん歯科治療を中止して、皮膚科の主治医に相談してみてください。一時的にステロイド剤や抗アレルギー剤の内服、外用剤の強化をしてもらうのがいいでしょう。原因となる金属が除去されればこれらは不要になるので、期間限定で用いることはあまり問題とはなりません。

Q 歯科で金属を除去すると、どのぐらいの期間でアレルギーは治るのですか?

患者さんにより個人差があるため一概には言えませんが、平均すると原因金属の除去から3〜6カ月後です。人によっては除去直後すぐにかゆみが消える場合もありますが、1年以上経ってもあまり変わりがない患者さんもいます。

これは金属が口腔内に入っていた期間と金属歯の数にも関係するようです。つまり、何十年も歯科金属がたくさん入っていた患者さんは、長い間かけて体内に金属を蓄えてきたわけですから、体内から消失するのにも当然時間がかかるというわけです。

Q 昨年金属を除去したのに、今年またかゆみが出てきました。どうしてでしょう?

歯科金属を除去し、半年以上経っていったん症状が改善しても、季節の変わり目、特にじめじめと気温が上がってくる5~6月頃に症状が再燃することはしばしばあります。これは、体の中に残っている金属が汗に排泄され、皮膚で高濃度に達するからです。

とはいえ、歯科金属が入っているときに比べれば薬の効きめも格段に良いので、すぐに皮膚科の主治医を受診して指示を仰いでください。おそらく、昨年よりも短期間の治療で治るはずです。

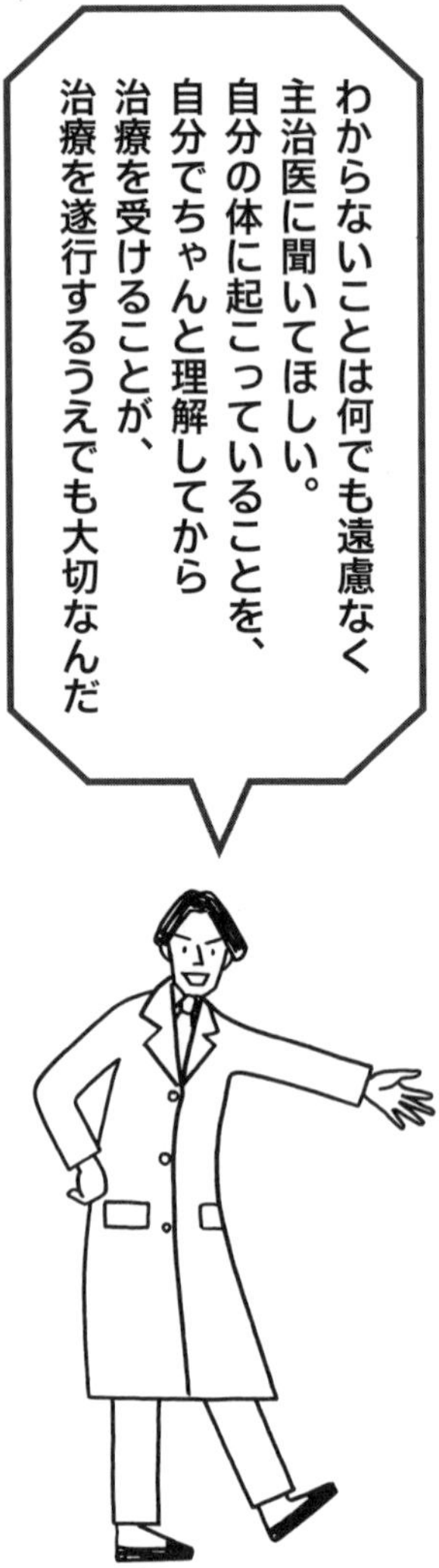
わからないことは何でも遠慮なく
主治医に聞いてほしい。
自分の体に起こっていることを、
自分でちゃんと理解してから
治療を受けることが、
治療を遂行するうえでも大切なんだ

第7章

治療よもやま話
——歯科医・小森久弘氏との対談

●………皮膚科と歯科の連携プレー

菊池　皮膚科の僕と歯科の小森先生が金属アレルギーの治療のために連携するようになってから、かれこれ15、16年ぐらい経ちますけど、そもそもの出会いって何でしたっけ？

小森　私の父の診療所（歯科）にアルバイトでいらしてた大学病院の先生が「金属アレルギーに対応してくれる歯医者が全然いないと言って困っている皮膚科の先生がいる」と話してたんです。そこで、「先生の所で診てもらえませんか」と言われたのがそもそもの始まりでした。

菊池　そうそう、金属アレルギーに理解のある歯科の先生が全然いなくて、どうしようかと思っていた時期でした。

小森　実は、私もちょうど悩んでいた時期だったんです。私が治療のメインにしていた金属の値段が、その1、2年ぐらい前から高騰して、金属を使えば使うほど赤字になるという状態だったんで、これは考えなきゃいけないと思いつつも、自分の信念は変えられないので悩んでいたんです。

たまたま「臼歯《きゅうし》隣接面のCR」という白い樹脂の詰め物を東京医科歯科大の助教授だった先生から教わって、金属の代用品として使い始めてみた頃でした。

それで菊池先生から紹介された患者さんに対応するようになったわけですが、最初の頃は先生も歯医者の立場を考えてくれなくって……、せき立てられるようなこともあって、何度かやりあいましたよね（笑）。

菊池 そんなにせき立てましたっけ？

小森 ええ（笑）。金属を外すと言っても、そんなに簡単な話ではありませんから。

例えば「差し歯」は、歯の上の部分が全然ない場合に根の神経のあるところに穴を掘って釘みたいに差すわけですが、それをしっかり入れておくと外すのはとても大変なんです。下手すると横に穴があいたり、根っこが割れたりするリスクがある。そうすると抜かなきゃいけない。だから最初の頃、外すのが難しそうな場合は残したままやっていました。

たいていの人はそれで大丈夫だったんですが、何人かは症状が残ってしまう。困り果てて「こんなリスクもあるけど、この金属も外しますか？」と患者さんに聞くと、「かゆいの我慢できないから外してください」とみんな言うんです。外してみると不思議なことにそれで治る。だから今はなるべく外すようにはしてるんですけど、歯を失うリスクも高いから、まず患者さんと相談してから治療を開始します。そのあたりがすごく難しいところかな。

あと歯科の立場からすると、どうしても健康保険じゃ治せないところも出てきて高額になってしまう。そうすると、菊池先生から「それは本意に反している」とクレームが来て……。

菊池　三角関係ができるんですよね。〈患者さん〉対〈小森先生〉、〈小森先生〉対〈僕〉、〈僕〉対〈患者さん〉のね。こっちでは言いやすいけど、あっちには言いにくい、とか（笑）。でも僕も、たくさんの患者さんを診ているうちに「あせってもしょうがないか」という考えになってきました。例えば、高齢のため金属を外したくても外せない患者さんとか。患者さんによっていろいろな背景があるから、最近では「小森先生に直接相談してみてよ」って、全面的に信頼してお願いすることが多くなりました。

●……十人十色の患者さん模様

菊池　患者さんって、いろいろですよね。治り方も人それぞれだし。

小森　金属を外し始めた頃からすぐに良くなる方もいれば、7、8年ぐらいかかってやっと良くなる方もいる。平均でだいたい半年ぐらいかかな。1年が一つの区切りではあるんだけど。以前、金属を外し終わって3、4年ぐらいしても全然治らない患者さんがいたんですよ。とりあえず定期健診には通って来てたんですが、その方が「先生、もうダメだよ、あきらめたよ」と言った翌週、「先生、やっぱり治っちゃったよ」と喜んで駆け込んできました（笑）。こんな変わった患者さんもいました。うちの近くの東京芸術大学で声楽をやっている方なんですが、金属を外したら、やたらと良い声が出るようになって、教授の先生にほめられたんだそうです。それが1人だけじゃなく、年に2、3人もいたんですよ。

菊池 それはおもしろい。唾液に金属が溶ける↓溶けた金属が声帯に付着する↓金属アレルギーで声帯が腫れる↓声の出が悪くなる……たしかに声楽を専攻するくらいの方では、声に微妙な変化は起きて当然だと思います。

●……歯科金属の問題

菊池 実際に歯科金属アレルギーを起こす人は人口の5パーセント程度かもしれないけど、皮膚に金属アレルギーの症状があって僕の所に来る患者さんについて言えば、99パーセントの方の口腔内に金属があるんです。僕の立場としては、「歯に金属詰めるの、やめてもらえないかな」というのが現場での率直な気持ちです。せめて金属アレルギーを起こす人には別の材料を保険適用にしてくれないと、金属アレルギーは多くなるばかりです。

小森 菊池先生の所でやるパッチテストは17種類ぐらいですよね。でも、そのうちのどの金属に反応が出たかというのはあまり問題じゃない。たった1つの金属にでも反応が出れば、歯科金属は駄目だと思ったほうがいいですね。

菊池　交叉反応（クロスリアクション）がありますからね。

小森　でも歯科の立場では、金属は非常に重要な材料なんです。なるべくなら金属を使いたいから、パッチテストの結果とか血液検査とかを重要視して、「これとこれが駄目だから、陽性の金属が入っていない金属で義歯を作ろう」としていたわけです。でも結局は合金ですから、他の金属に替えたところで結果は良くないわけです。

菊池　インプラントの問題もからんできますよね。チタンだって今はほとんどアレルギーを起こさないけれど、将来もアレルギーを起こさないという保証はどこにもない。

小森　金ののべ棒だって、0・1パーセントぐらいは他の金属が混じっている。ましてや歯科用金属はほとんどが合金ですから、多かれ少なかれ他の金属が入っている。それがたとえ1万分の1だったとしても、金属アレルギーの患者さんは反応するわけです。

ただ、何年か前からジルコニアという素材が使われるようになって、ずいぶん金属を使わなくてもいいようになりました。ジルコニウムというのはチタン系の金属を含むので、そういう意味では微妙なのですが、分類としてはセラミックになるんです。それまでも使えないとなると、治せないケースはけっこうあるんですが……。

菊池　保険の適用範囲を広げるとか、歯科行政がもう少し考えてくれればいいんですけどね。

●……歯科の常識は変わったのか?

小森 何年か前、卒業したばかりの先生に「金属アレルギーって、大学でどう教わった?」と聞いたんです。そうしたら「金属に接している歯茎や舌や頬粘膜に白苔が出たり、原因不明の慢性炎症が起きる」と答えました。実際に口の中に症状が表われる方は、全金属アレルギーの1パーセント程度なのに……。それで「どうやって治すと習った?」と聞くと、「錆びにくくて溶けにくい金やプラチナなどの金属を使えばいい」と。

菊池 全然、進歩していない!

小森 そうそう。最近はさすがに少し進歩したみたいですけど、学生さんでもそう教わっているんだから、開業している先生方はなおのことそう信じているわけです。

菊池 僕の経験では、口の中に症状が出るのは多く見積もっても5パーセント、つまり100人中95人は口の中に症状はまったく出ない。だから、きちんと勉強していて、多くの症例を診ている歯医者さんでなければ絶対に見抜けないと思います。

小森 数年前、けっこう先進的なことで有名な都立病院の皮膚科の先生から金属アレルギーの患者さんが紹介されて来たとき、紹介状に「稀ではございますが、お願いできますか」とあった。治った後「決して稀ではありません」とお返事を書きましたが(笑)。

菊池　金属アレルギーを理解していない先生が多すぎますよ。「金属アレルギーがあると言われたから別の金属に替えた」とか、「俺の入れた金属はアレルギー起こさないよ」なんて非科学的なことを言う歯医者もいる。かと思えば、「半年以内に必ず治るという念書を書かないとやってやんない」なんて言うとんでもない輩もいました。そういう歯医者さんに共通して言えるのは、自分の治した歯を壊したがらないことです。

小森　私も歯に関してはプロですから、他科の医師から「お宅で入れた歯の金属を取り除けませんか」と言われたとき、必要もないのに歯を削ることにはやはり抵抗を感じました。だから、他の歯医者さんが「口腔内に粘膜疹がないから金属アレルギーじゃない」と判断して抵抗する気持ちは理解できます。他の歯科の先生が「これは金属アレルギーじゃないから外せない」と断言して、結局、私の所に来て外さざるを得ないというケースは山ほどあります。

菊池　僕もあります。歯医者さんに詳しく金属除去のお願いの手紙を書いても、「金属アレルギーなんて聞いたことないって、やってくれませんでした」と患者さんが泣く泣く戻ってくるんです。

小森　金属というのは、基本的には歯科医にとってはとても優秀な材料の一つで、必要不可欠と言ってもいい。なくなってしまったら歯科は成り立たないんです。予後のことを考えても、金属を入れれば、当分は治療をしなくて済むケースが多い。丈夫で割れないし、きちんと作ればかなりの期間もつし……。

菊池 歯医者という立場では、入れた金属を取りたくないんですね。でも、ありがたいことに、そんなことはずいぶん減りました。最近は、金属アレルギーへの理解がだいぶ浸透してきたんじゃないですか。

小森 進歩はありますね。歯科医師会でもけっこう話題にのぼります。最近は、私が金属アレルギーをやっていると知って、他の先生から時々問い合わせがあります。「だまされたと思ってやってみてください。先生にまったく損はないから」って言うんですけど（笑）。

菊池 それで良い結果が出るから、昔より浸透してきたわけですね。

小森 10年以上前までは金属アレルギーに否定的な先生ばかりだった。「口腔粘膜にアレルギーの症状が出ないなんて考えられない。口の中は粘膜で、皮膚よりも弱い。しかも近傍に金属があるんだから、そっちに症状が先に出るのが道理だ」と言う。その理屈もまったく理解できないわけではありませんが、こう言いきってしまうと、普段きちんと多くの患者さんを診ていないことが反対にばれてしまうわけです。

菊池 現実は小説より奇なり。ほとんどは皮膚のほうに先に出るのです！（笑）

●………皮膚科サイドの問題点も

菊池　今週だけでも30人以上の金属アレルギーの新患を診断しましたが、そのほとんどが他の皮膚科に行って治らなかった人ばかりです。つまり、ほとんどの皮膚科医がいわゆる「金アレ」を見逃しているということ。手に湿疹があればまず「洗剤かぶれだ、主婦湿疹だ」と言う。仕事で特殊な薬品などを使う人でもなく、指先以外に湿疹ができていたら金属アレルギーを疑わなきゃいけないのに、疑わない医師がほとんど。しかも症状が軽ければ、とりあえずステロイドを塗ってごまかすわけです。

　僕の所には、いろんな病院に通って5年以上も治らなくて、インターネットで調べてようやくやってきたっていう人がたくさん集まってくるから、金属アレルギー患者のいわゆる「ホットスポット」になっています。

小森　年間1000例近い金属アレルギーを診断しているなんて、日本中で菊池先生ぐらいでしょうね。

菊池　皮膚科って、僕みたいに皮膚科ばかり深く掘り下げて診ている医師もいれば、ちょっとついでに皮膚科やってる先生も多い。死なない、当直はない、片手間でできる、夜間は呼ばれない――皮膚科医としてのモチベーションが高くなくても専門医はできるわけです。必然、歯医者に頼んでまで面倒くさい金属アレルギーなんてやりたくないと思ってる輩も大勢いる。日本皮膚科学会の会員は5000人以上いるけれど、ちゃんと皮膚科だけ診療しようと思っているのはその何割かにすぎません。

さらに金属アレルギーに詳しい皮膚科医に限れば、数パーセントにも達さないでしょう。だから金属アレルギーの診断がつかなくてもしかたがないし、結果として金属アレルギーは野放しにされているわけです。

小森 医科も歯科も、病気の原因ってあんまり追究してくれないんですよね。治そうとすることに対してあきらめが早すぎる。アレルギー性疾患の場合、ステロイド剤を使えばとりあえず症状は落ち着くから、それ以上原因は追究しない先生がほとんどだというのが現実でしょう。

菊池 大学病院の医学教育でも、病態を深く研究することや、疾患の原因を追究することはあまり教えていませんから、一般の皮膚科医はまずそんなことを追究しはしない。

強いステロイドでとりあえず治るっていっても、2、3週間もするとまた同じ症状が再発するんですけど……。それでもまたもっと薬を出せばいいやという短絡的な考え方を生んでいるのは、大学病院での研修医に対する誤った教育システムなんです。

●………医療保険制度にもの申したい

菊池 日本の公的保険制度には本当に悩まされますよね。患者さんのためにきちんと検査をして、原因を丹念に調べて、こと細かに対応していると、厚生労働省やその所轄機関が「そんなに余計な検査はしないでください」と言ってくる。僕の請求したレセプト（保険請求）にも、「これについては健康保険からはお金は出せません」と断ってくるんです。診療上何か不審な点があるのですかと聞くと、「特段ありません、ただ検査料が多すぎです」って。要するに保険の基金がなくなると困るから、（患者さんは治らなくてもいいから）基金を使うのをやめてくれっていう考え方が根底にあるんです。

僕は過剰な検査なんて決してしてないんです。妥当な検査をしていて、現にそれで原因もわかった。でも「健康保険は認めない」って言うんだから、僕のやっていることはまさにボランティアですよ。それでも患者さんが治ってくれればいいから、僕は診断には手を抜かずに、きちんと細かくパッチテストもしていますけど。

小森 歯科でも訳のわからない指導が入りますよ。何回か指導して、改善がなければ個別に指導しますよ、と脅しのように。

菊池 前に厚生局から「あなたの所はなぜこんなに受診する患者が多くて、なぜこんなにレセプトの平均点数が高いのですか」って聞かれたんです。やってることは適正でも保険請求の平均点数が高いというだけで指導の対象になる。「皮膚科の開業医はこの平均点数でそろえてください」みたいな、おかしな「日本的共産主義」をお上が押しつけてくるから、日本の医療の現場は進歩しないし、結果的に病気も治らないという仕組みになっている。

小森　すべての人に平等に、という観点が日本の医療の原点なので、難しいところもあるのでしょうが、厚生労働省が決めた「保険の医療」は単にルール上の医療で、実際の医療ではまったくない。本当にルールどおりにやっていたら、やることが多すぎて、とても治療なんかできません。実際に厚生省の技官をどこかの診療所に行かせて「あなた方の言うルールに則った方法で実地の治療をやって、それで現実の医療が成り立つなら、我々も文句は言わない。やってみろ」と言うのですが、机上の空論、役所は役所の理論を展開するだけ。

菊池　役所のやることは現実からかけ離れていますよ。かかりつけの歯科がない患者さんのために、家の近くの歯科と会社の近くの歯科のどちらでも失礼のないように「主治医先生」宛に手紙を渡したら、役所は「宛先が書いてないから不正請求だ」と言うんです。たしかに保険請求の本には「紹介状たるもの、ちゃんと宛先を書きなさい」とある。だけど患者さんの利便性のためにやったのを「架空請求」だと言うのはイチャモンでしかないでしょう！

●………治したければ主治医を信頼すること

小森 うちに来る患者さんの9割は、完璧に菊池先生を信頼していますが、1割ぐらい、すごく疑って来る方もいる。「こう言われたけど、ホントかよ」って、最初から目つきが違う。

菊池 そういうタイプには、中途半端にしか病気を理解してない人が多いんです。

小森 でも、実際に治ってくると、だんだん目が優しくなっていくんです。

菊池 金属アレルギーに限らず、病気って主治医を信頼して従ってみようとする患者さんは治りやすいし、自己流を貫いてばっかりの患者さんは治りにくい。

小森 あと「病は気から」っていう言葉もあるけど、金属アレルギーになっちゃってどうしようと考え込んじゃう人って、すごく治りが悪いです。

菊池 鬱状態になると免疫力も低下するからでしょうね。理屈っぽ過ぎて自己流に走る人ほど、治らない傾向が顕著です。

小森 「ネット病」の人が多いんですよ。うちに来ても「ネットにはこう書いてある」って。

菊池 ネットに書いた人は責任とってくれないのにね。「じゃあ、ネットで治してもらってください」って僕は素直に言いますよ。

小森 傍から見てすごく良くなっているのに、「変わりません」と言う患者さんもいる（笑）。

菊池 頑なにね。本当に治ってくると声はだんだん小さくなるけど。逆に、わざわざ「治りました」って言いに来てくれる人もいる。嬉しいんだけど、患者さんの手間を考えると、忙しいのに律儀にわざわざ報告に来てくれなくってもって思います。例えば2時間待って、「先生、治りました。ありがとう、失礼します」って(笑)。

●……「掌蹠膿疱症《しょうせきのうほうしょう》」の多くは金属アレルギー!?

菊池 口の中が汚いと、金属がなくてもいろいろな反応が出ますよね。

小森 口の中をキレイにしただけで「金属アレルギーどっか行っちゃった」という人もいる。

菊池 口の中が清潔なら、理論上は金属は溶けないわけです。金属がまったく溶けなければ金属アレルギーは起こらないし、そうしたら治療の必要もなくなる。現実にはそんなことはまずありえないんですけど、近い状態は作れますよね。だから歯槽膿漏があって、歯石がたまってて、歯垢まみれで、口臭きつくて……なんて人が口腔内をキレイにしたら、それは相当よくなるはずです。

小森 基本的に、口の中が汚ければ汚いほど、口の中は酸性になります。食べものが入ると、一時的にpH(ペーハー)が1や2に落ちるわけです。唾液の効果でだいたい3時間ぐらいで正常になるんですが、だらだら食いをする人はpHが常に低くて、金属も溶け出す。それに加えて口の中に細菌があれば、細菌からどんどん酸化物が出ます。そうすれば何かしらの症状が出てもおかしくない。心筋梗塞や脳梗塞まで歯周病に関与していると言われるようになりましたよね。口は食べものの入り口、体の中の入り口ですから、すごく大切なんです。

菊池　掌蹠膿疱症もタバコや口の中の衛生状態がすごく関係しています。歯周病はあるわ、タバコは吸うわ、歯は磨かないわ……、とにかく口の中の衛生状態が悪いと皮膚病は起きやすいわけで、それに金属アレルギーが加わり、病巣感染という喉の細菌がくっついて……。ただ、一般に掌蹠膿疱症と診断された患者さんでも、その多くは金属アレルギーが原因です。金属アレルギーを治療すれば、掌蹠膿疱症のかなりの部分は治ると思います。

そもそも「掌蹠膿疱症」というのは、手のひらや足の裏に膿の水ぶくれができる「現象」からきた病名。一方、「金属アレルギー」は、金属のアレルギーによって湿疹ができたりかゆくなったりする「原因」からできた病名。つまり病名のつけ方が違うだけで、実際は重なっているケースが多い。掌蹠膿疱症と診断された人から金属アレルギーを除いて残るのは、原因不明の「尋常性乾癬」類縁の難治性皮膚疾患なんですが、そのほうがむしろ少数かもしれない。

小森 金属の反応が出なくても、患者さんの強い希望で金属を外してみたら、それだけでアトピー性皮膚炎が良くなったという患者さんも、けっこう多いですよね。掌蹠膿疱症にしても何にしても、そういうことがあるのかもしれません。

●……修羅場を乗り越えて!?

小森 金属ってカポッと簡単に外れるわけじゃなくて、削って取らなきゃいけない。削りカスが出ると、金属が普段よりも多く体内に吸収されてしまうから、治療を始めると症状が逆に悪化することがある。悪化する方は、それだけ金属に対する反応が早いわけですから、金属がなくなると治るのも早いはずなんですが、なかには、かなり悪化する方もいます。重症の人にそういう傾向がありますね。私も歯医者ですから嚙み合わせを気にするわけですが、そういう方の金属を一気に全部外すと嚙み合わせがバラバラになるので、なるべくやりたくない。そこから嚙み合わせを再構築するのは大変なので、なるべく嚙み合わせを壊さないように早めに治すというのが基本なのですが、一本外しても半端じゃなくひどくなる方がいる。

菊池 歯周病だの病巣感染だの、いわくのある歯だったりすると、それぞれをいじった瞬間に、いろいろなことが起こりますよね。

小森　そうなると、菊池先生の所に行く。で、今度は手も脚も包帯だらけで、スリッパも履けないような状態でこっちにやって来るわけですよ。もう噛み合わせがどうのこうのと言っていられないから、一気に外すだけ外しちゃって、後から全部治す。

菊池　よくわかってない歯医者だったら、「外したのがいけなかった」という、逆の発想をしますよ。何が起きてるのかわからず、パニックになる歯医者さんって、いると思います。

小森　僕は逆に、「よかったね。外せば早く治るよ」ぐらい極端なことを言いますけどね。

菊池　それは治った患者さんが大勢いるからこそ言える、余裕の発言ですね。

小森　歯科の治療は、基本的には外科なんです。やったらすぐに結果が出る仕事。ところがアレルギーというのは、やってもすぐ結果が出てこないんです。ある程度、余裕がないと難しいのかな、という気がしないでもない。

●……まだまだ、わからないことだらけ

菊池　最近で小森先生と議論になったのは、入れ歯の支えになる金属の件でしたよね。僕としては「疑わしいんだから、とにかく外してよ」と主張したんですが。

小森　そう、あれはプラスチックの入れ歯を補強するために埋める金属でした。あの患者さ

んはすごく噛み込みが強くて、入れ歯をどんどん割っちゃうんです。で、しかたなく入れたんですけど、先生が「外せ」って言うのには納得できなかった。入れ歯のプラスチックの中に完全に埋め込んだ金属が影響するとは、僕としても思えなかった。

菊池 たしかに理想的な環境では、埋没している金属が影響するはずはないんです。だけど治らないし、症状が出ているから、しかたなく「これも、外してみてくれませんか」と連絡したら、「何言ってんだ。こんな中に埋まっているやつまで外せって言うなら、他の人も全部外さなきゃいけなくなるよ。インプラント含めて」って話で……。

小森 だけど、外したら治っちゃった。埋入《まいにゅう》するときの細かい気胞などが、関係するのかもしれませんね。

菊池 埋め込まれた金属ですら影響を与えることがある、とわかったのは教訓でしたね。

小森 菊池先生は私のことを信用してくれてるし、私は菊池先生のことを信用している。私が「これはちょっと違うかもしれない」と言うと、菊池先生は「ああ、じゃあそういうことなんだね」とちゃんと理解してくれるし……。

菊池 わからないこともまだまだあるわけだから。「それでも、もう少しあきらめずにやってみてよ」とか「ここはもう一押ししてみてよ」と言ってみたり……。

小森　金属アレルギーで紹介を受けても、他の治療をしているうちに治ることもあるんです。こっちが原因だったんだなというケースですが、そういうのも菊池先生に情報として渡す。

菊池　歯周病の治療したら良くなったとかね。だから金属アレルギーだけに焦点をしぼってやると間違いを犯す。もうちょっと広い視野で、漏れがないようにアレルギーの検査をきちんとして、一つずつ詰めていかないといけない。

小森　実際、急性炎症や慢性炎症って、意外と口の中の衛生環境が大きく影響している。

菊池　そのあたりが難しいところですね。歯肉の炎症だったり、扁桃の炎症だったり、副鼻腔の炎症だったり、タバコの影響だったり……、結局、口の中の衛生状態がいろいろなことに作用しているわけですよね。

小森久弘　歯科博士。
小森歯科医院（東京都台東区）院長。
一九五九年生まれ、神奈川歯科大学卒業。

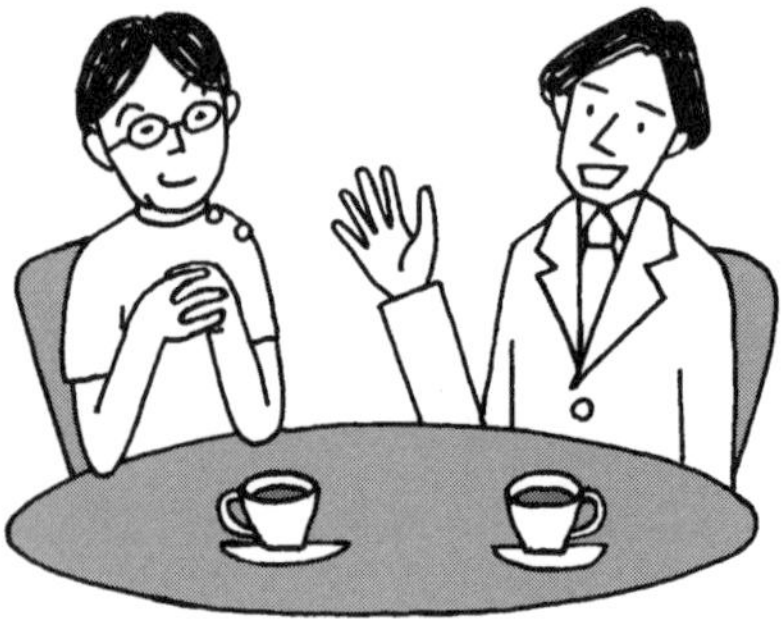

終章

未来への提言

◉文明の進化に伴い、本当に増えた金属アレルギー

最近、日々診療を行なっていて、なぜこんなにも金属アレルギーの患者さんが多いのかと正直驚いている。序章にも書いたが、僕が皮膚科医になった当時、「アレルギー」「アトピー」という言葉は今ほど世間で幅を利かせていなかった。ましてや「金属アレルギー」なんて、ほとんど聞いたこともなかった。それがどうして、現在こんなにも外来にあふれているのだろう？

環境の変化、食事の変化、生活の変化……、我々の身のまわりは日々ものすごいスピードで変化している。我々の免疫もしかりだ。スギ花粉アレルギーが春の国民的疾患になり、以前は何も人体に悪さをすることのなかった金属までもが我々に牙をむいて向かってきた。そう考えると、ある意味これは自分勝手に文明を起こし、進化させてきた人類に対する警鐘とも受け取れる。身の程を知らない人類が、自分たちのご都合だけで便利なものを生み出した結果、その副作用も表れているのだ。地震と津波による原子力発電所の事故だって、我々が想定できないほどの力を自然が持っていることを忘れ、自分たちの力を過信していただけのことだ。

もちろん文明の進化は我々にとって必要不可欠ではあるけれど、それに伴う負の副産物についても、いつも考えておく必要があるだろう。長く生活に取り入れられているものは、必然的にその負の部分もすでに表出している。新しくできたものも、いまだ目に見えない負の遺産を、やがて我々に突きつけてくる可能性があることを忘れてはならない。「ただちに健康に影響はない」と言われるすべてのものには、時間が経たなければわからない危険が潜んでいると理解しておく必要があるだろう。大気や水の汚染、食品添加物、合成保存料、人工着色料、化学肥料、放射性物質、免疫変調物質、そしてストレスも。現代の生活にあふれるこれらのものは、長い時間をかけて我々人類を少しずつ蝕んでいる。これらはすべて人類の英知からこぼれおちた負の遺産だ。

◉医療保険制度への危惧

一方で、医療保険の問題も、世代間格差の是正を含め、もうどうにもならないところまで来ている。保険料を値上げし、負担率をアップしたにもかかわらず、昨今の景気の低迷や低成長、歯止めがかからない少子高齢化もあって、切り詰めても切り詰めても、毎年何兆円という単位で医療費は膨らんでいく。

冷静に考えれば、結論ははっきりしている。赤字国債を発行しても、それはその政権の短期的な延命ができるだけ、問題を先送りしているにすぎない。子どもを増やすか、老人に対する医療費を切り捨てるか……。だが、これは時系列的、連続的に皆が年をとっていくという「動く舞台」の上で起きている現象であり、政治家やお役人の皆さんが、今の自分のことよりも子孫のことをより大切に考えるような世の中にならない限り、永遠に解決はしないだろう。

しかし、いつかどこかで誰かが解決しなければ、必ずこの国の財政は破綻する。国民の貯金を国の借金（国債）が大きく上回ったとき、それはきっとやってくる。10年前に書いた拙著の冒頭で、僕は日本の医療は崩壊寸前だと言った。そのときより状況はさらに深刻だ。

この本を書く今の僕の立場からは、金属以外のセラミックなどをぜひ保険適用にしてほしい、そしてこれ以上現代人の口腔内に金属を入れないでほしいと切に願うのだが、現状を顧みればみるほど、現実は如何ともし難いのかもと思えてならない。

あとがき

僕にはお気に入りの場所がある。それは空の上の特等席、そう飛行機のシートだ。最低でも年2回、皮膚科の国際学会やミーティングで学ぶため必ず海外に出張する。できるだけ仕事を休まないように、2泊4日や3泊5日といった、ちょっとハードなスケジュールで、当然移動は飛行機だ。実はこの本の原稿も今、パリ・シャルルドゴール空港行きの飛行機の中で書いている。

なぜこの場所が好きなのだろう？　離陸とともに背中を突き上げてくる加速度、耳をつんざくジェットエンジン音、急激な気圧の変化……。窓の外にはいつも大きな太陽、夜には無数の星、ときにはオーロラだって見える。見下ろせば輝く大海原、果てしなく続くツンドラ、黄金の砂漠……世界地図そのままに。

それは離陸直後、突然やってくる。エンジン音に人々の声はかき消され、そこはホワイトノイズ一色の世界。そんなとき、集中力の高まりを感じる。普段の漠然とした考えが急にまとまったり、今まで思いもよらなかった新しい発想がひらめいたり。次の本の構想、未来の計画、自分がこれからなすべきこと……。アナログな僕はいつも手帳とボールペンを欠かさずに飛行機に乗る。

この特等席から地上を眺めていると、いつも地球の大きさと、自分のちっぽけさを実感する。自分が一生かかってできることなんて、ほんのわずかなことなんだと。空の上はいつも快晴、心が雨のときでも一瞬にして光あふれる世界、非日常の世界へといざなってくれる。忙しさにかまけて物事を深く考えず、ついつい惰性で毎日走りまわっている自分に気づかされる。人生には自分自身をちゃんと見つめ直す時間も必要なんだ。

インターネット全盛の昨今、我々のまわりには情報があふれかえっている。何でもすぐに調べられ、机に向かったままで多種多様な情報が得られる、とても便利になったものだ。

しかしその反面、どの情報が正しくて、どれが間違っているのかを判断するのが非常に困難になった。放射能の危険性からレストランのランキングまで、以前ならそれなりの校閲やチェックを経て活字になったものが、今は何を書きこんでも誰のチェックも受けないため、玉石混交の情報がネット上には入り混じる。

これは相当危険なことだ。ネットを見る人は自らその情報の信憑性を判断しなくてはならない。信じるも信じないも自己責任だ。そのサイトの発信源は誰か。専門家？　それとも素人？　多くの人々やマスコミの批判を仰いだ情報か？　それとも単なる個人の意見か？　データの解析がなされている知見か？　それとも商業的な（何かの宣伝のための）意図が見え隠れする数字か？　客観的な事実の記載なのか？　それともヒステリックに自分の感情を書き込んだだけのものか？

ネットの情報を自分の今後の生活に役立てようとする場合、いろいろな判断基準を用いてチェックすることが必要不可欠だ。これほどまでに数多くの情報を取捨選択するのが現代人の義務になってしまった。しかしこれは本当に難題だ。

最近ふとそんなことを考えた。

著者略歴

＊

菊池　新（きくち・あらた）

＊

医療法人社団慶新会菊池皮膚科医院理事長、医学博士、日本皮膚科学会認定専門医・指導医、日本医師会・日本医学会認定医。

1962年、東京都生まれ。1987年、慶應義塾大学医学部卒業、慶應義塾大学病院にて研修医、慶應義塾大学医学部皮膚科助手、皮膚科学教室医局長、研修担当主任、診療科医長を歴任した後、1996年、慶應義塾学事振興基金（福沢基金）を得てアメリカ国立衛生研究所（National Institute of Health）へ留学。日本学術振興会海外特別研究員としてアメリカ国立衛生研究所にて引き続き留学。1998年、帰国して菊池皮膚科医院を開設。2009年、医療法人社団慶新会を設立。

著書に『アトピーはもう難病じゃない』『アトピー勝利の方程式』（ともに現代書林）、『そのアトピー、専門医が治してみせましょう』（文春文庫）。

Dr.菊池の金属アレルギー診察室

2012年3月30日　初版印刷
2012年4月15日　初版発行

著　者　菊池　新
編　集　飯田みか
発行者　松林孝至
発行所　株式会社 東京堂出版　http://www.tokyodoshuppan.com/
〒101-0051
東京都千代田区神田神保町1-17
電話　03-3233-3741
振替　00130-7-270

印刷所　東京リスマチック株式会社
製本所　東京リスマチック株式会社

ISBN978-4-490-20778-1 C0047

©Arata Kikuchi Printed in Japan 2012